CBT 病理アトラス

Atlas of Pathology

金井信行
自治医科大学　病理学人体病理学部門

医学評論社

＊正誤情報，発行後の法令改正，最新統計，診療ガイドライン関連の情報につきましては，
弊社ウェブサイト（http://www.igakuhyoronsha.co.jp/）にてお知らせいたします。

＊本書の内容の一部あるいは全部を，無断で（複写機などいかなる方法によっても）複写・複製・
転載すると，著作権および出版権侵害となることがありますので，ご注意ください。

はじめに

　本書はCBT（computer based testing）と医師国家試験での病理関連の出題範囲に対応でき，特に病理像が判別できるように執筆した．

　CBTの出題範囲は，「医学教育モデル・コア・カリキュラム」（以下コアカリ）に沿った内容とされている．コアカリの病理の範囲は病理学総論の範囲である．これは疾患を語るために必要な用語，疾患の基本概念や病態生理を学ぶものであり，疾患理解には必須である．しかしこの部分のみでは，とても各臓器の病理像が判別できるようにはならない．そこで，臓器別である各論に踏み込んで，病理標本の写真を多く採りいれることにした．どの疾患を採りいれるかについては，CBTと医師国家試験の過去の問題を参考にした．医師国家試験で出題される病理像が問われる疾患にはかなり偏りがあるが，CBTではより広い疾患が出題されると予想され，それらを加えた．

　また実際に学生を教育してわかることであるが，病理学の講義が始まる前に単位が取れているはずの，解剖組織学，生理学の知識を，試験が終ったためか，さっぱり忘れており，病理学の学習のために十分でないことが少なくない．そこで正常像についても加えた．

　病棟実習に入った段階でも，それまでの多くの疾患の各専門医の講義や試験のための過去問の勉強などで，断片的な知識があっても，体系的にどのような疾患があるかについてわかっていない学生が多いことに気づく．これではプライマリケアに対応できる医師にはなれない．

　本書で学ぶことにより，基礎的な解剖組織，生理学などの知識に自信がなくても，短時間で病理分野の知識の習得のみならず，視覚的に幅の広い疾患の基本が体系的に学べ，臨床知識を吸収する大きな飛躍のもとになるものと信じている．

　本書の出版に関しては編集諸氏から，多くの助言を得たことに感謝しており，心からお礼を申し上げたい．

2007年2月

金井信行

目 次

0. カラーアトラス　　1
　カラーアトラス索引　74

1. 遺伝子異常と疾患・発生発達異常

総　論　　79
　一般目標：遺伝子・染色体異常と発生発達異常や疾患の発生との関連を理解する。　79
　　到達目標：1）胚（生殖）細胞と体細胞，それぞれにおける遺伝子異常が引き起こす疾患の相違点を説明できる。　79
　　到達目標：2）メンデル遺伝の3つの様式を説明し，代表的な疾患を列挙できる。　80
　　到達目標：3）多因子遺伝が原因となる疾患を列挙し，その特徴を説明できる。　80
　　到達目標：4）染色体異常による疾患の中で主なものを挙げ，概説できる。　81
　　到達目標：5）個体の発達異常における遺伝因子と環境因子の関係を概説できる。　82
　　到達目標：6）ミトコンドリア遺伝子の変異による疾患を例示できる。　82

各　論　　83
　1 心臓の奇形　83
　2 その他の臓器の奇形・先天異常　84

2. 細胞障害・変性と細胞死

総　論　　87
　一般目標：細胞障害・変性と細胞死の原因と細胞・組織の形態的変化を理解する。　87
　　到達目標：1）細胞障害・変性と細胞死の多様性，原因と意義を説明できる。　87
　　到達目標：2）細胞障害・変性と細胞死の細胞と組織の形態的変化の特徴を説明できる。　88
　　到達目標：3）ネクローシスとアポトーシスの違いを説明できる。　88

3. 代謝障害

総　論　　89
　一般目標：糖質，タンパク質，脂質などの代謝異常によって生じる多様な疾患について理解する。　89
　　到達目標：1）糖質代謝異常の病態を説明できる。　89
　　到達目標：2）タンパク質・アミノ酸代謝異常の病態を説明できる。　90
　　到達目標：3）脂質代謝異常の病態を説明できる。　91
　　到達目標：4）核酸・ヌクレオチド代謝異常の病態を説明できる。　92
　　到達目標：5）無機質代謝異常の病態を説明できる。　93

4. 循環障害

総　論 ... 95
一般目標：循環障害の成因と病態を理解する。 95
到達目標：1）虚血，充血，うっ血と血行静止の違いとそれぞれの原因と病態を説明できる。 95
到達目標：2）出血の原因と止血の機構を説明できる。 96
到達目標：3）血栓症の成因と病態を説明できる。 97
到達目標：4）塞栓の種類と経路や塞栓症の病態を説明できる。 97
到達目標：5）梗塞の種類と病態を説明できる。 98

各　論 ... 99
1. 心臓の疾患　99
　（1）心筋の組織像　99　（2）虚血性心疾患　100　（3）心不全　103
　（4）その他の心疾患　103
2. 血管疾患　104
3. 脳の循環障害　106
　（1）脳血管障害　106　（2）脳浮腫　106　（3）脳の外傷　107
4. 肺の循環障害　108
5. 消化管の循環障害　108
6. 止血の異常　109

5. 炎症と創傷治癒

総　論 1 ... 111
一般目標：炎症の概念と感染症との関係，またそれらの治癒過程を理解する。 111
到達目標：1）炎症の定義を説明できる。 111
到達目標：2）炎症の分類，組織形態学的変化と経時的変化を説明できる。 112
到達目標：3）感染症による炎症性変化を説明できる。 113
到達目標：4）創傷治癒の過程を概説できる。 114

総　論 2 ... 115
1. 病理組織で同定可能な感染症　115
2. 過敏性反応（アレルギー反応）　116
3. 自己免疫疾患　117

各　論 ... 118
1. 心臓の炎症性疾患　118
2. 血管の炎症性疾患　118
3. 肺の炎症性疾患　119
4. 消化管の炎症性疾患　120
5. 肝炎とその周辺疾患　121
6. 膵臓の炎症性疾患　123
7. 腎炎およびネフローゼ症候群と尿路系の炎症性疾患　123
8. 女性生殖器の炎症性疾患　125
9. 骨格筋の炎症性疾患　126
10. 関節の炎症性疾患　126

- 11 神経の炎症性疾患　*126*
- 12 皮膚の炎症性疾患　*128*

6. 腫　瘍

総　論 1　　*131*

一般目標：細胞の増殖・分化の機構とそれらの異常を学び，腫瘍の定義，発生機構と病態を理解する。

131

到達目標：1) 組織の再生と修復や肥大，増生，化生，異形成と退形成を説明できる。　*131*
到達目標：2) 良性腫瘍と悪性腫瘍の違いを説明できる。　*132*
到達目標：3) 上皮性腫瘍と非上皮性腫瘍の違いを説明できる。　*133*
到達目標：4) 腫瘍細胞の異型性と多型性を説明できる。　*134*
到達目標：5) 局所における腫瘍の増殖，局所浸潤と転移を説明できる。　*134*
到達目標：6) 腫瘍発生に関わる遺伝的要因と外的因子を概説できる。　*135*
到達目標：7) 癌遺伝子と癌抑制遺伝子を概説できる。　*136*

総　論 2　　*137*

- 1 病期分類　*137*
- 2 細胞診　*137*
- 3 境界病変の扱い　*138*
- 4 腫瘍マーカー　*138*

各　論　　*140*

- 1 各臓器の腫瘍　*140*
    - (1) 口腔の腫瘍　*140*　　(2) 唾液腺の腫瘍　*140*　　(3) 上気道（咽頭，喉頭）の腫瘍　*140*
    - (4) 食道の腫瘍　*140*　　(5) 胃の腫瘍　*140*　　(6) 結腸・直腸の腫瘍　*141*
    - (7) 肝臓，胆嚢の腫瘍　*143*　　(8) 膵臓の腫瘍　*143*　　(9) 肺，縦隔の腫瘍　*144*
    - (10) 腎・泌尿器の腫瘍　*145*　　(11) 子宮の腫瘍　*147*　　(12) 卵巣の腫瘍　*148*
    - (13) 乳腺の腫瘍　*148*　　(14) 皮膚の腫瘍　*149*　　(15) 甲状腺の腫瘍　*149*
    - (16) 骨の腫瘍　*150*　　(17) 神経系の腫瘍　*150*
- 2 血液疾患　*151*
    - (1) 骨髄組織標本の見方　*151*　　(2) 貧血をきたす血液疾患　*151*　　(3) 血液・リンパの腫瘍　*153*
- 3 内分泌疾患　*155*
    - (1) 下垂体　*155*　　(2) 甲状腺　*155*　　(3) 副甲状腺　*157*　　(4) 副　腎　*158*
    - (5) 多発性内分泌腫瘍　*160*

7. その他の疾患

- 1 憩室，ヘルニア，捻転　*161*
- 2 脳の変性疾患　*161*
- 3 筋疾患　*162*
- 4 骨疾患　*163*

■ 索　引　*166*

カラーアトラス

1. 遺伝子異常と疾患・発生発達異常

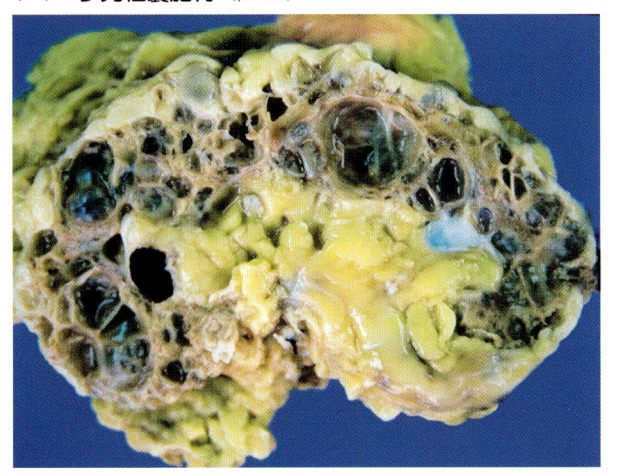

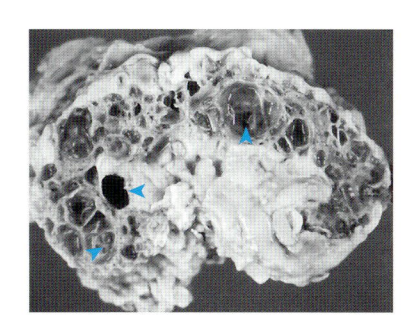

1-1 多発性嚢胞腎（p.80）

多発性嚢胞腎では腎に嚢胞（矢印）と呼ばれる多数の袋ができる。左が頭側，下が腎門部である。

1-2 家族性大腸腺腫症（p.80）

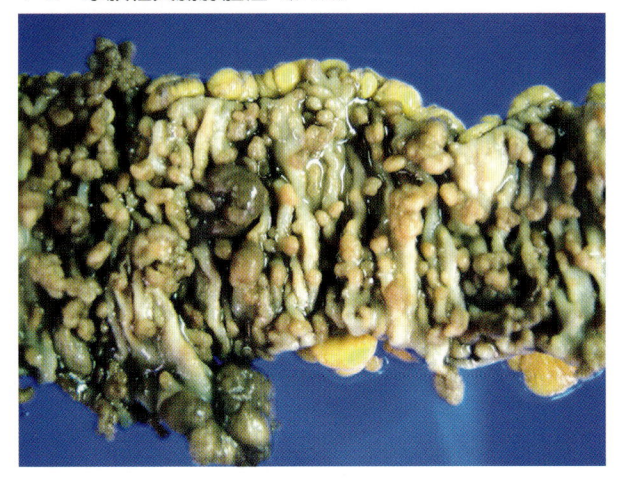

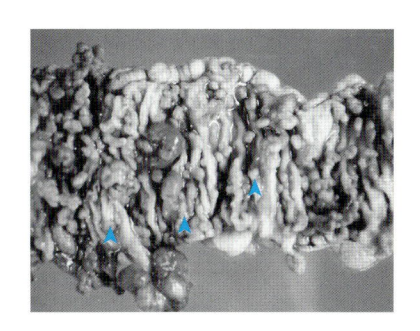

結腸の粘膜面が無数のポリープ（矢印）で埋め尽くされている。

1-3 心室中隔欠損症の自然閉鎖（p.83）

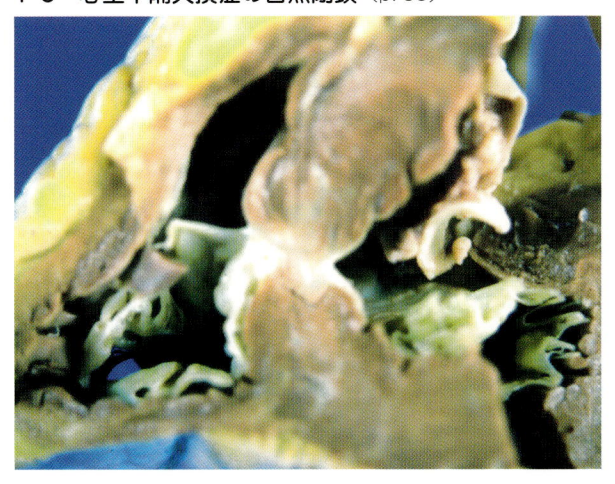

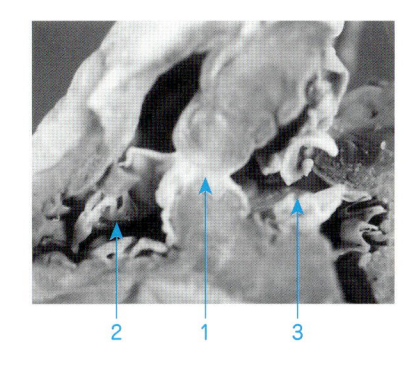

心室中隔を横断する線維性の瘢痕（矢印1）があり，右室（矢印2）と左室（矢印3）の間の心室中隔欠損症が自然治癒したものである。

1. 遺伝子異常と疾患・発生発達異常

1-4a 動脈管（出生前，EVG染色）（p.83）

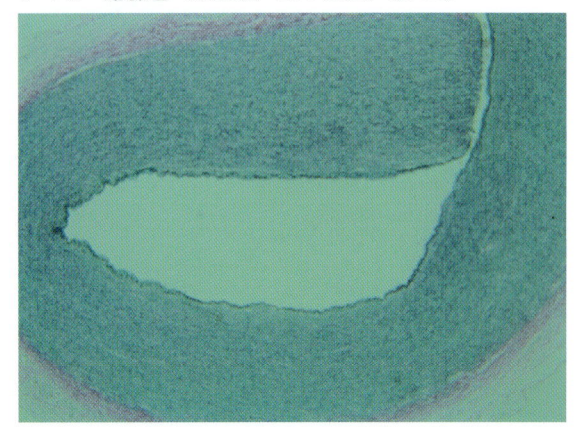

1-4b 動脈管の閉鎖（出生直後，EVG染色）（p.83）

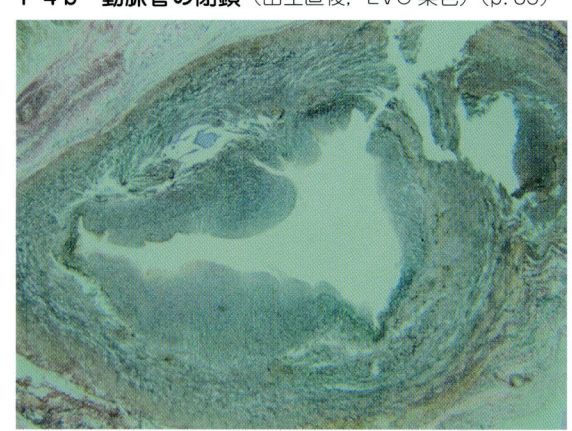

1-4c 動脈管の閉鎖（EVG染色）（p.83）

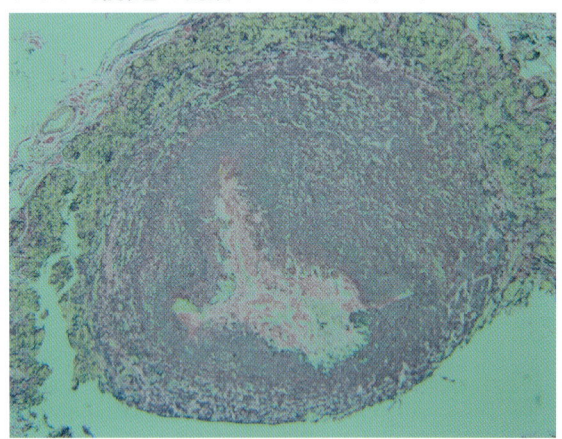

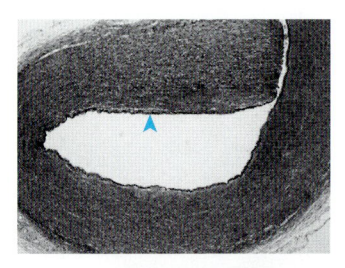

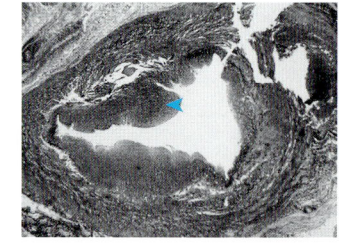

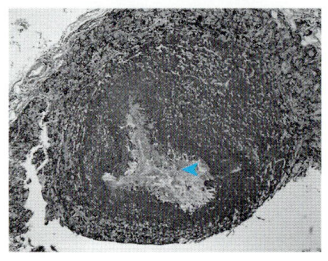

出生前（**1-4a**）では内膜の肥厚はないが，出生直後に内膜が肥厚し（**1-4b**），内腔が閉鎖する。内腔はその後，線維化で完全に閉塞する（**1-4c**）。その後，これが起こらない場合，動脈管開存症となる。

1. 遺伝子異常と疾患・発生発達異常

1-5 完全大血管転位症 (p.83)

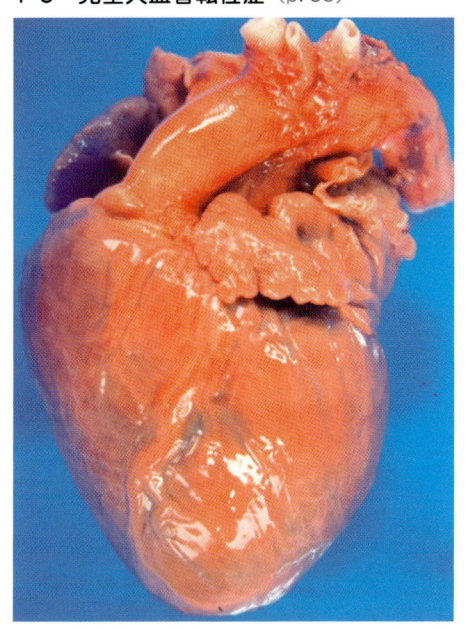

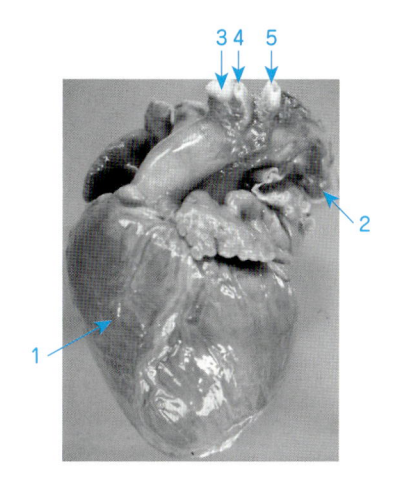

一見，正常な心臓にみえるが，右室（**矢印1**）から出ている血管は大動脈であり，下行大動脈（**矢印2**）とともに腕頭動脈（**矢印3**），左総頸動脈（**矢印4**），左鎖骨下動脈（**矢印5**）がみえる。

2. 細胞障害・変性と細胞死

2-1 萎縮した心筋 (p.87)

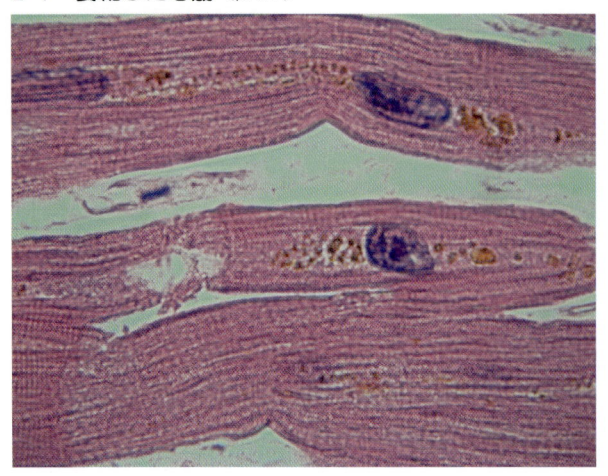

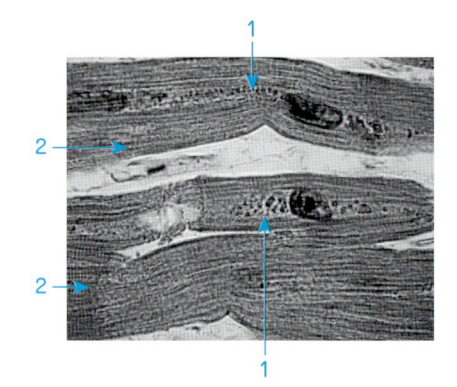

心筋の核の近傍に茶色の顆粒（**矢印1**）があり，これをリポフスチンと呼ぶ．また，心筋には横紋（**矢印2**）がみえることに注意．

2-2 心筋の凝固壊死 (p.88)

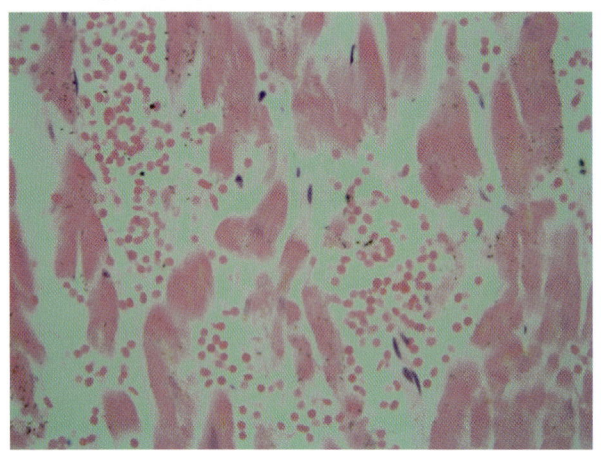

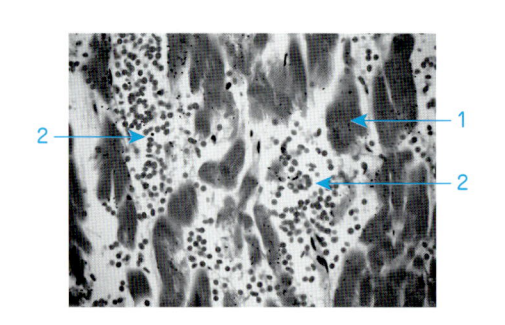

心筋梗塞では心筋の凝固壊死が起こり，心筋細胞の核が消失し，細胞質は好酸性を増し，横紋が消失する（**矢印1**）（2-1の心筋と比べること）．写真では出血を伴っている（**矢印2**）．

2-3 脳の融解壊死 (p.88)

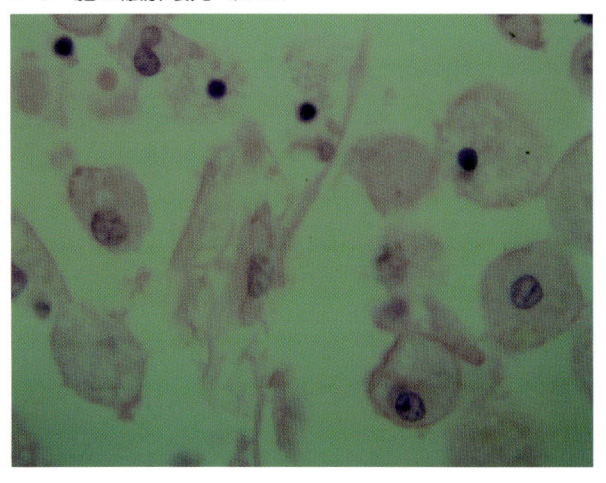

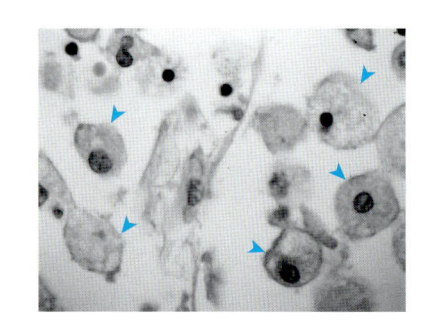

脳梗塞では融解壊死が起こる．神経組織は髄鞘など脂質成分が多く，これらは壊死に陥ると融解する．融解した脂質成分を貪食した組織球（**矢印**）がみえる．

2. 細胞障害・変性と細胞死

2-4 ウイルス性肝炎の好酸小体 (p.88)

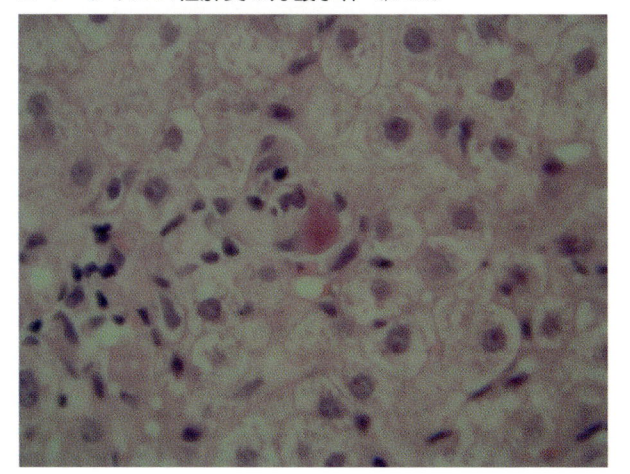

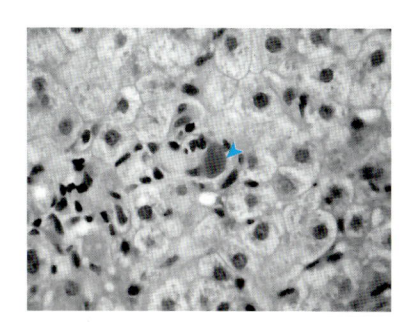

周囲の肝細胞は全く変化がないのに，特定の肝細胞だけが核消失，細胞質好酸性化が起こる（**矢印**）。

3. 代謝障害

3-1 下肢潰瘍（p.90）

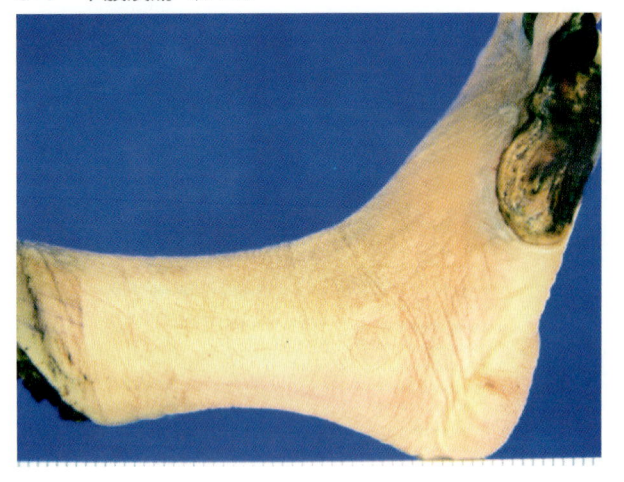

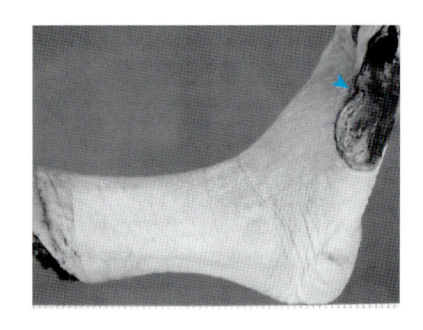

糖尿病患者では，動脈硬化や神経障害により下肢に潰瘍（**矢印**）をきたしやすい。

3-2 糖尿病性腎症（p.90）

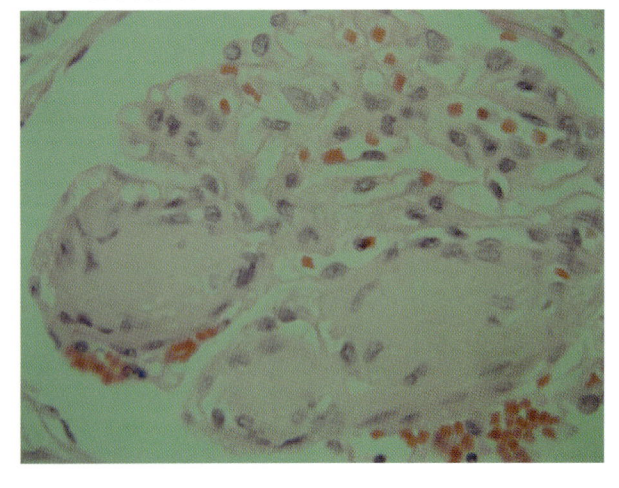

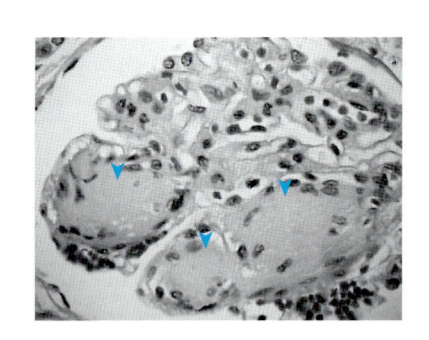

糸球体に結節（**矢印**）がみられるが，これは糖尿病性腎症に特異性の高い病変である。

3-3 糸球体の硝子血栓（p.90）

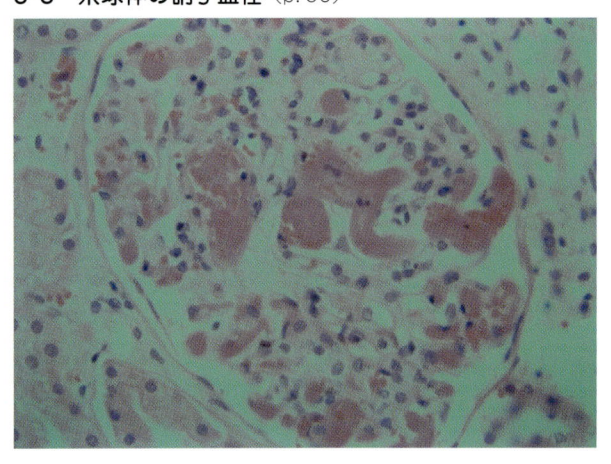

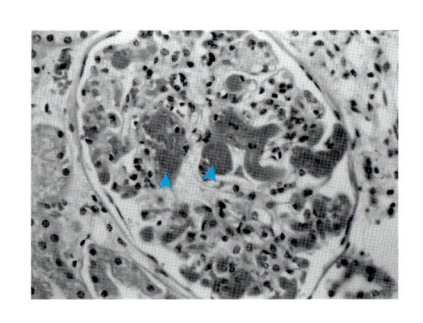

DIC（播種性血管内凝固症候群）でみられる硝子血栓。糸球体係蹄すなわち毛細血管内に血栓（**矢印**）が形成されている。

3. 代謝障害

3-4　肺の硝子膜（p.90）

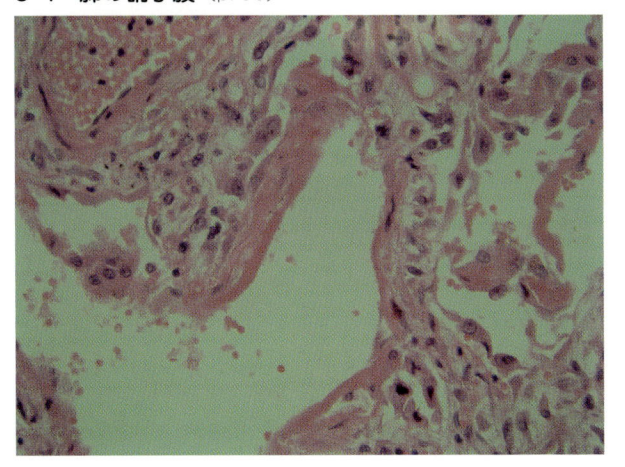

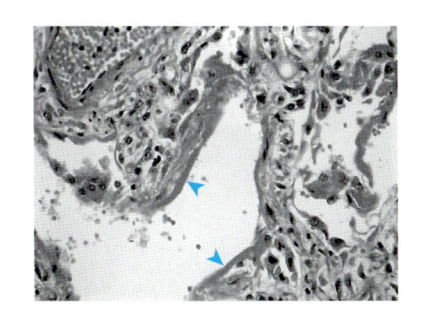

呼吸窮迫症候群や急性間質性肺炎では，肺胞入口部に膜状物の形成（**矢印**）があり，これを硝子膜と呼ぶ。

3-5　硝子化糸球体（p.90）

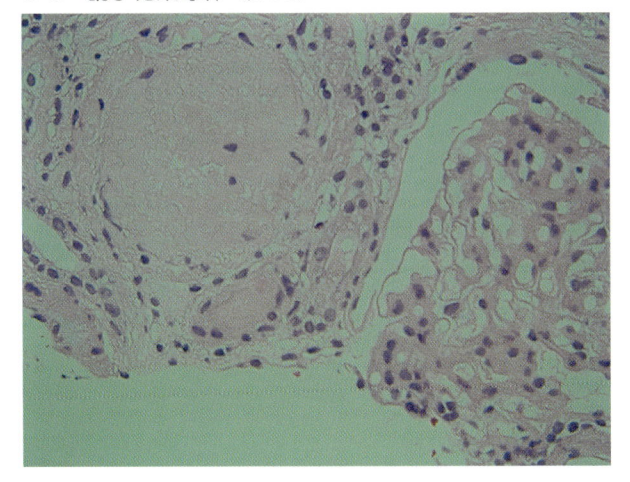

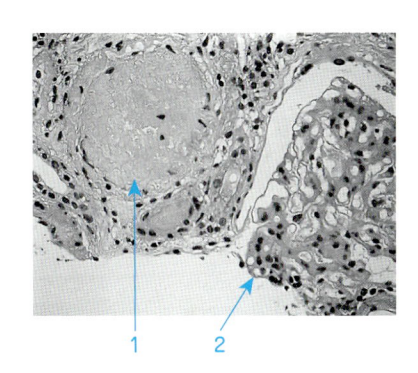

糸球体が荒廃すると，硝子化といって構造がみえなくなる（**矢印1**）。隣接して硝子化していない糸球体がみえる（**矢印2**）。

3. 代謝障害

3-6 a 陳旧性心筋梗塞でみられた硝子化した線維組織（p.90）

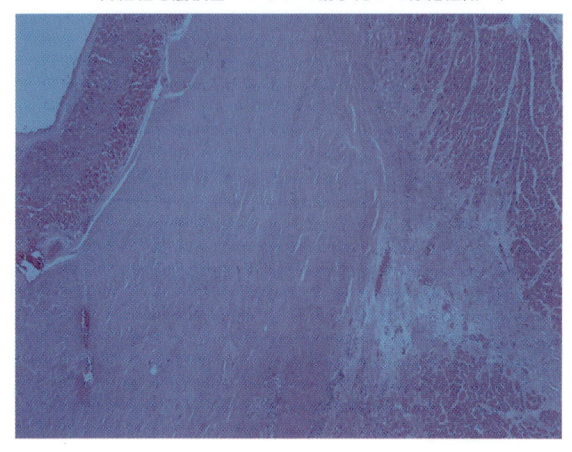

3-6 b 陳旧性心筋梗塞でみられた硝子化した線維組織（p.90）

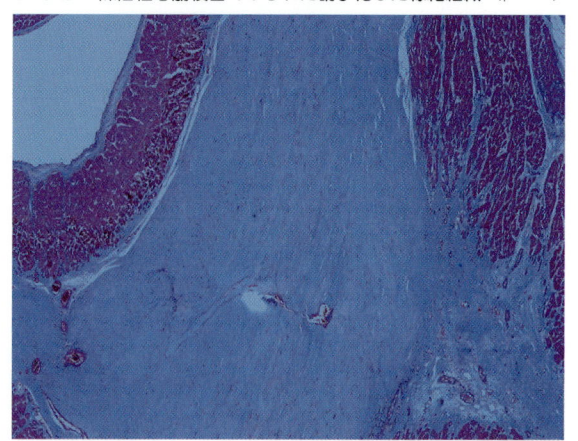

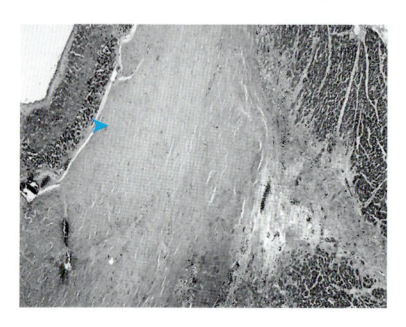

時間がかなり経過し，線維芽細胞が減少した線維性組織は「硝子化した線維化」と呼ばれる（**矢印**）。

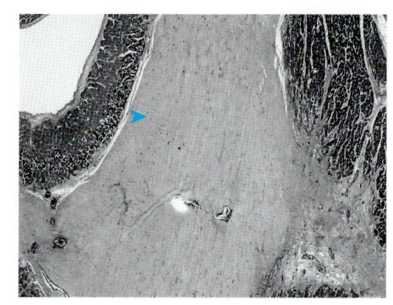

線維性組織はAzan染色では青く染まる（**矢印**）。

3-7 肝臓のMallory小体（p.90）

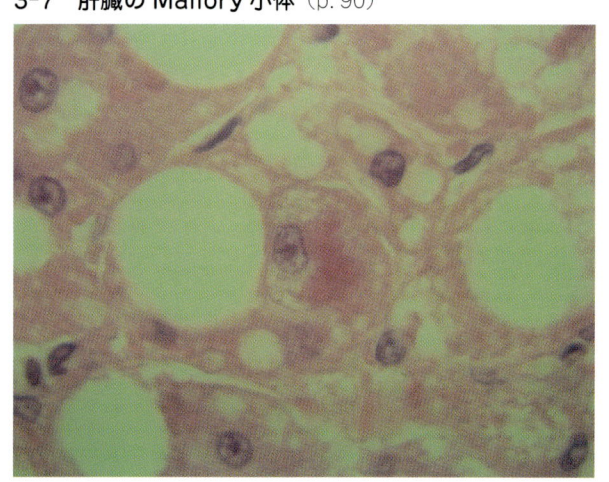

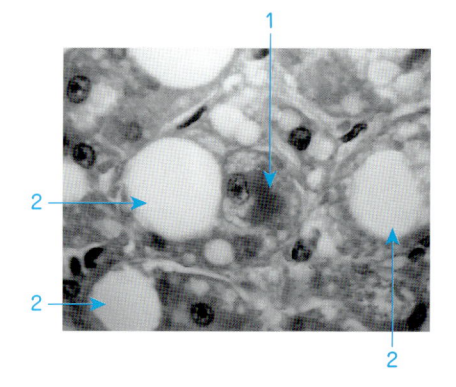

アルコール性肝障害では，肝臓の脂肪変性とともに肝細胞に好酸性の不定形物がみえることがあり，これをアルコール硝子体またはMallory小体（**矢印1**）と呼ぶ。また肝細胞は脂肪変性（**矢印2**）をきたしている。

3. 代謝障害

3-8a アミロイドーシス（HE染色）（p.91）

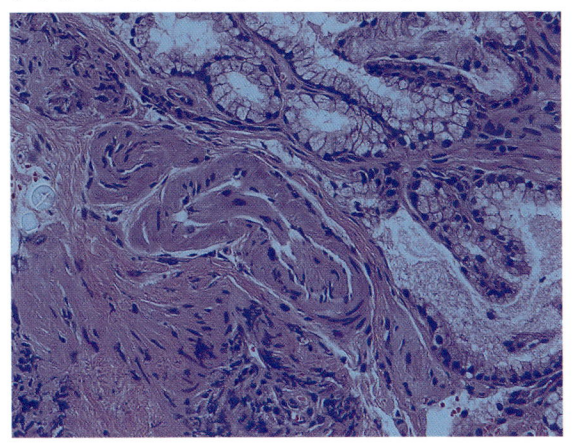

3-8b アミロイドーシス（Congo red染色）（p.91）

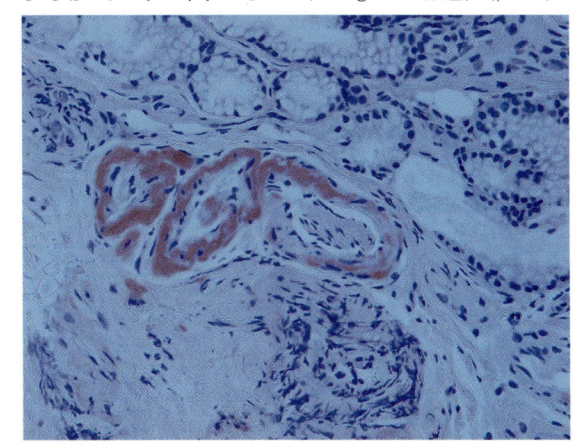

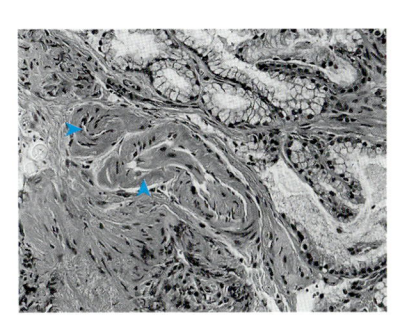

十二指腸の像である。
アミロイドーシスでは，特に血管周囲に好酸性にべっとりとした物質（**矢印**）が沈着する。

アミロイドは，Congo red染色にて橙色に染まる（**矢印**）。

3-9 大滴性脂肪肝（p.91）

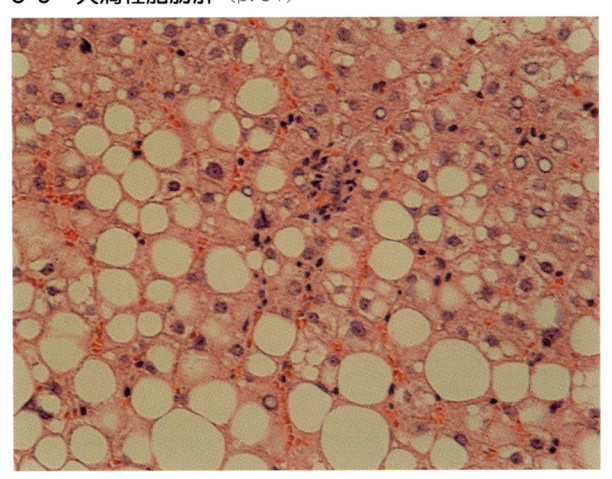

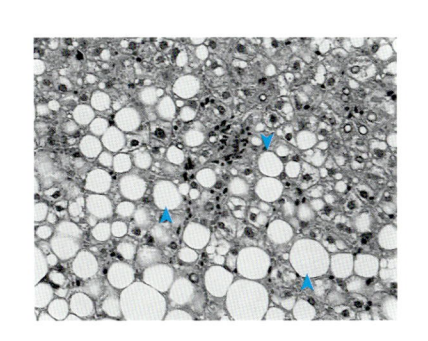

アルコール症や肥満でみられる脂肪滴の沈着は大型のものである（**矢印**）。

3. 代謝障害

3-10 小滴性脂肪肝（p.91）

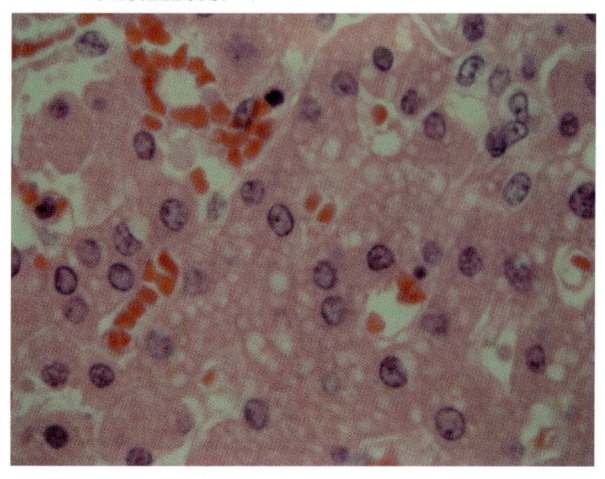

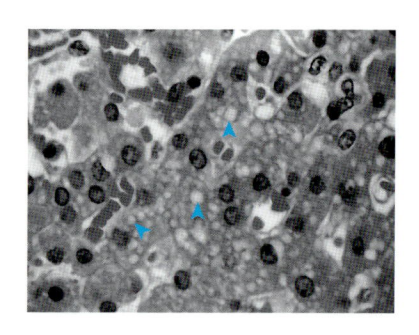

Reye症候群や急性妊娠性脂肪肝でみられる脂肪滴は小型のものである（**矢印**）。

3-11a 大動脈の脂肪線条の組織像（p.91）

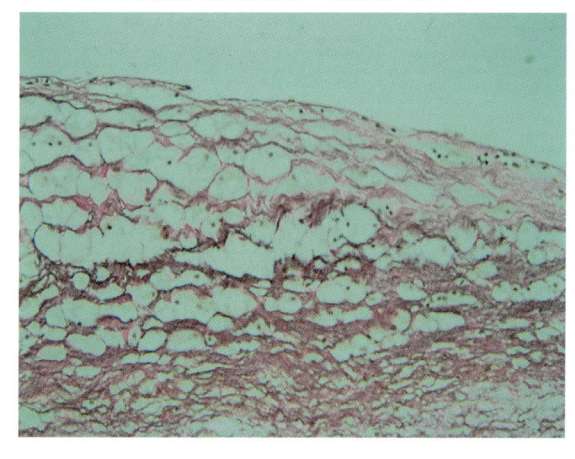

3-11b 大動脈の脂肪線条の肉眼像（p.91）

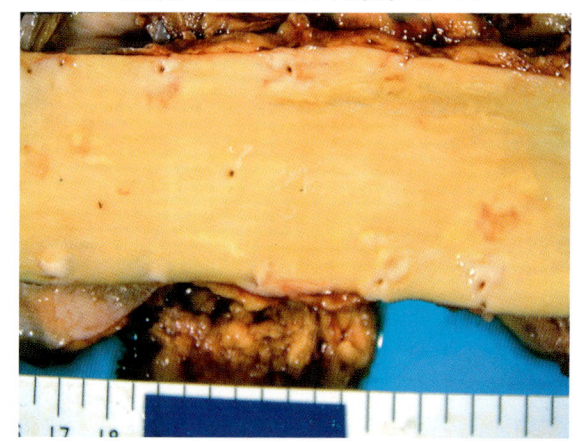

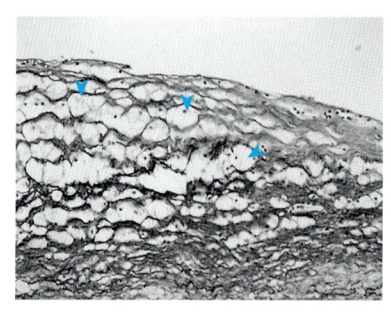

動脈硬化の初期には，内膜に脂質を含んだ組織球が沈着する（**矢印**）。

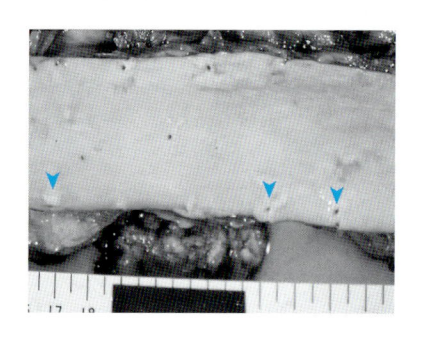

大動脈を開き内膜面をみると，脂肪線条は，黄色の大動脈内膜に白っぽい線としてみえる（**矢印**）。

3. 代謝障害

3-12 線維脂質斑 (p.91)

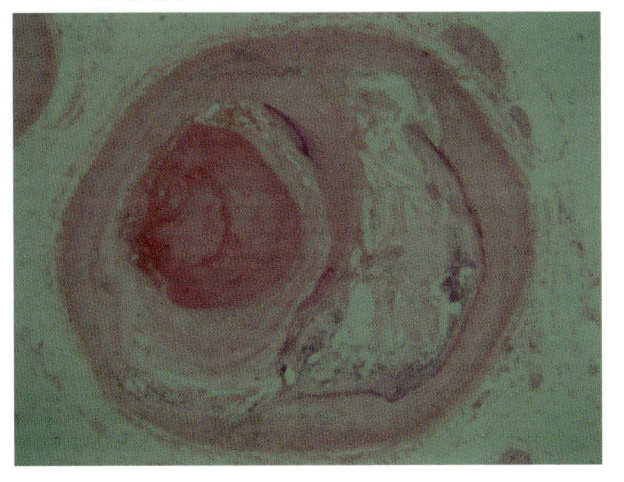

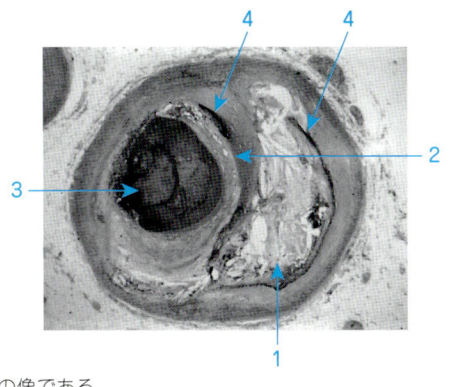

冠動脈の像である。
線維脂質斑はコレステリン結晶を含む lipid core（矢印 1）を線維帽 fibrous cap（矢印 2）が覆っている。動脈腔内は血栓（矢印 3）で埋まっており，線維脂質斑には石灰化（矢印 4）がみられる。

3-13 複合病変 (p.91)

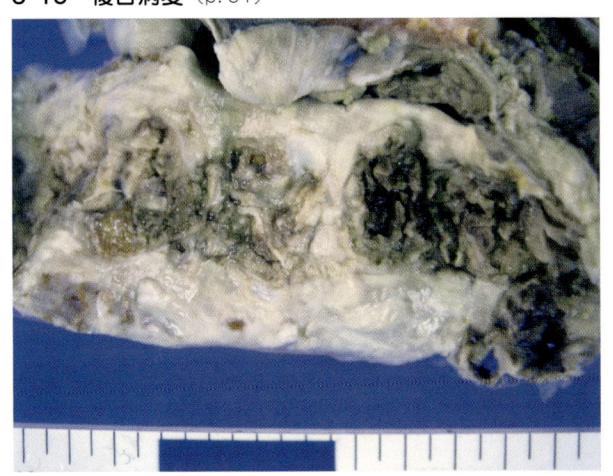

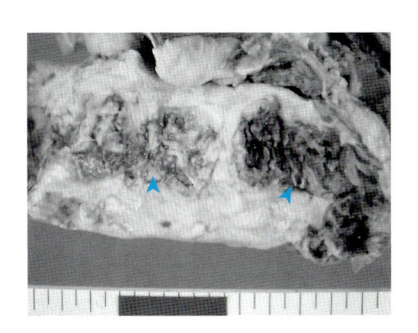

大動脈を開いて内膜面をみている。線維帽に亀裂が入り，剝離すると，その下のコレステリンからなる粥腫の内容も剝離したり，血栓（矢印）が形成され，これらが塞栓源となる。

3-14 ヘモジデローシス (p.93)

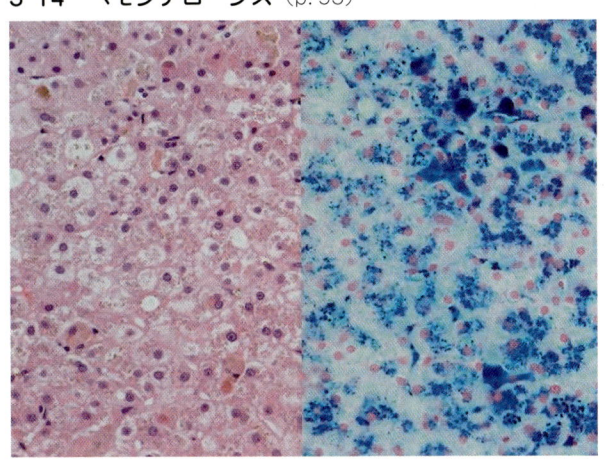

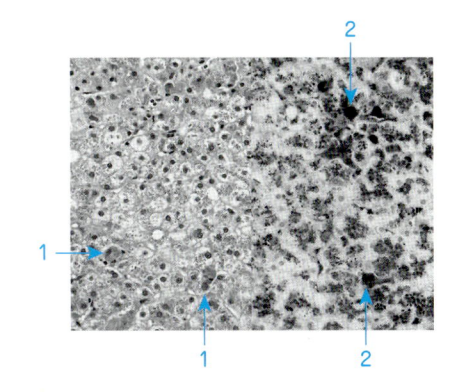

肝臓の組織像である。
鉄は HE 染色標本で茶色にみえ（左図：矢印 1），Prussian blue 染色では青く染まる（右図：矢印 2）。

3. 代謝障害

3-15 メラニン（p.93）

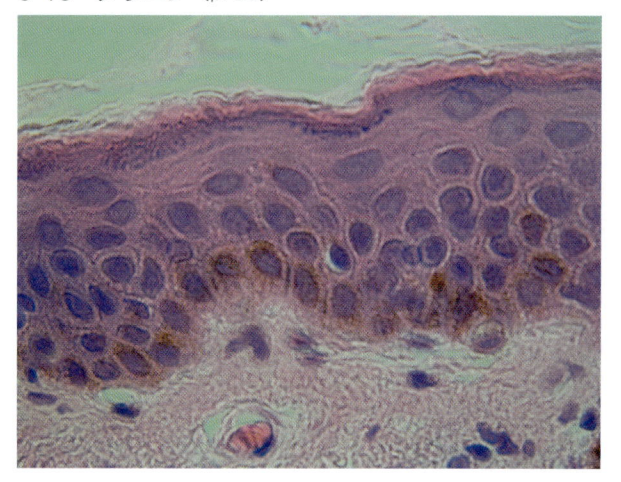

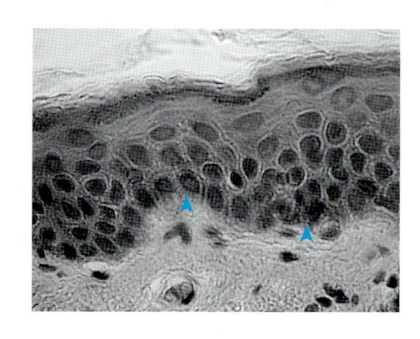

乳輪皮膚基底細胞には茶色のメラニン顆粒（**矢印**）がみえる。

3-16 中脳黒質のメラニンと Lewy 小体（p.93）

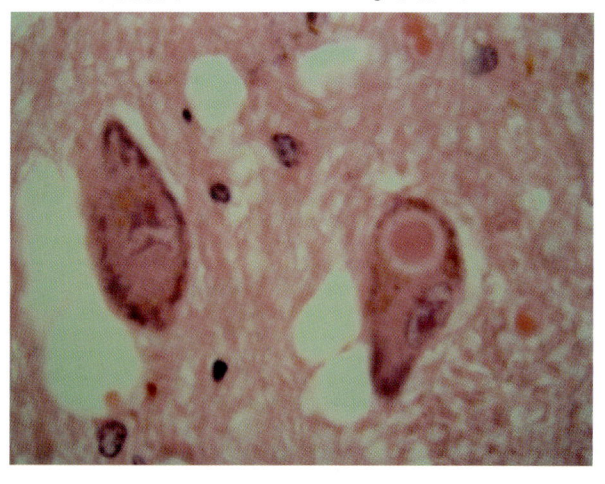

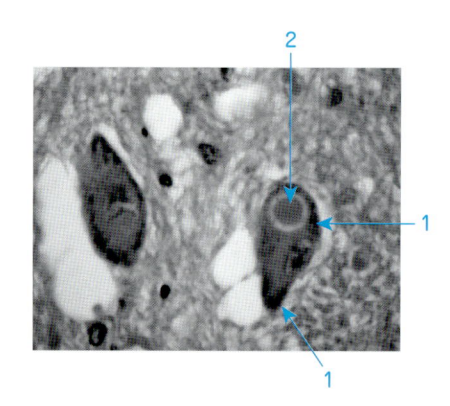

中脳黒質の神経細胞はメラニン（**矢印1**）を有しており，Parkinson 病ではこの細胞に Lewy 小体（**矢印2**）がみえる。

3-17 色素性母斑（p.93）

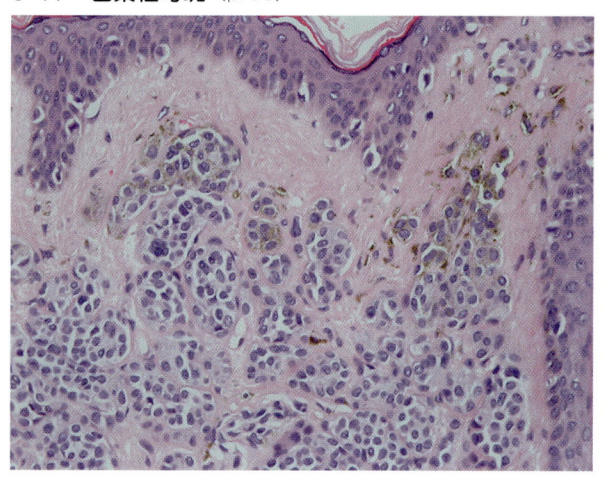

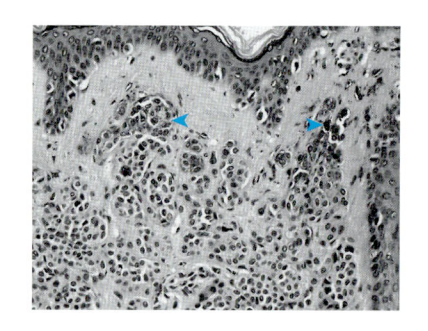

いわゆる「ホクロ」である色素性母斑でみられる母斑細胞には，メラニン色素（**矢印**）がある。

3. 代謝障害

3-18 乳癌の石灰化 (p.94)

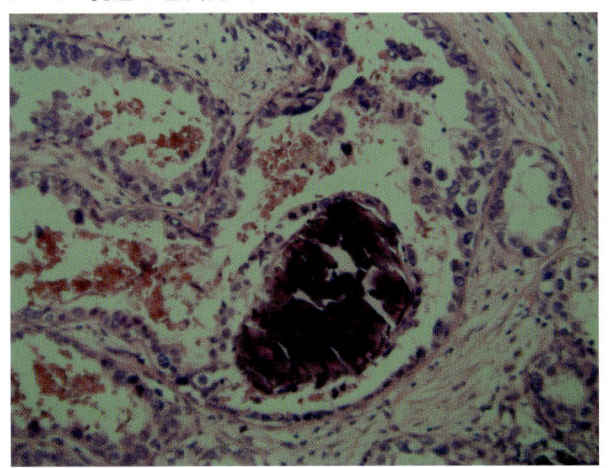

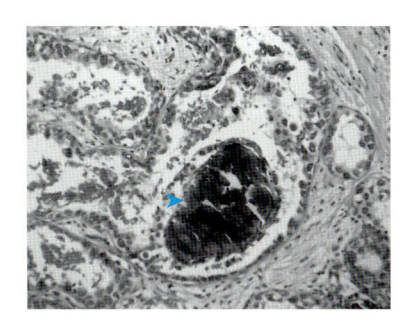

乳癌には，しばしば石灰化物（**矢印**）が癌細胞が形成する腔の中などにみられ，マンモグラフィで石灰化があることが診断の助けとなる。

4. 循環障害

4-1 肝臓の組織像（p.95, *Case* 1）

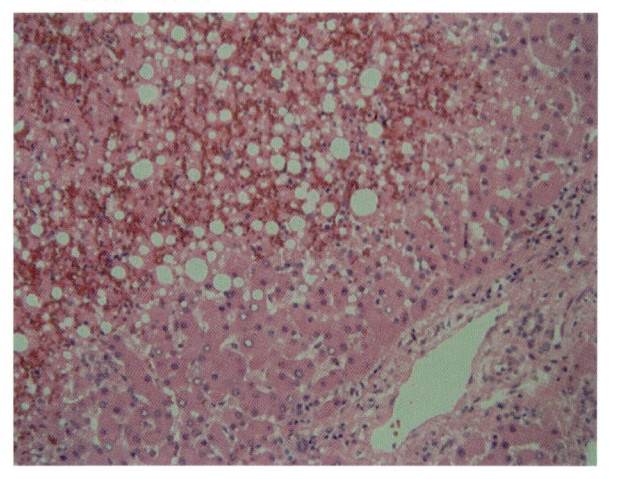

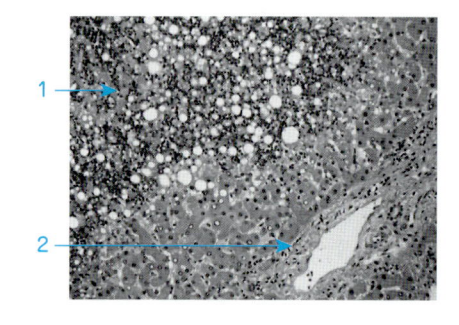

4-2 粥腫の破綻（p.97）

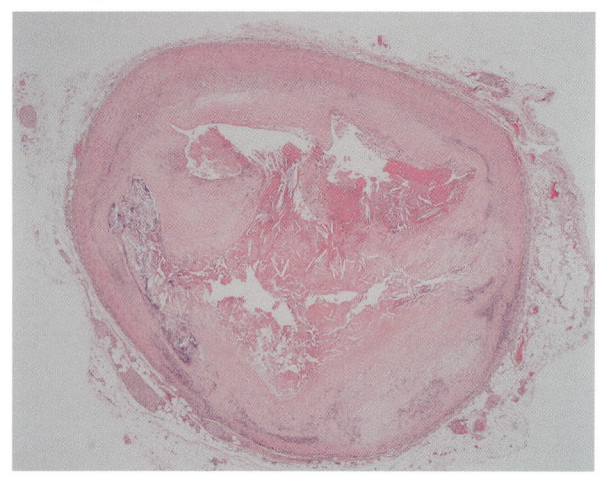

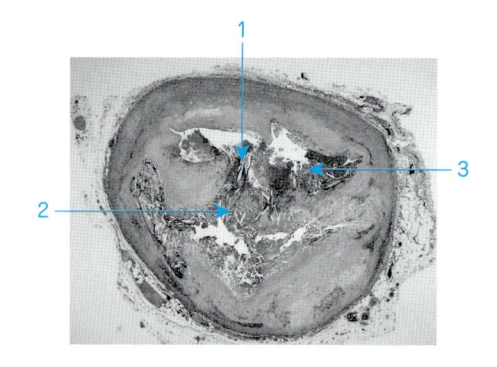

急死例の左冠動脈主幹部である。線維帽 fibrous cap に亀裂が入って（**矢印 1**），血液が脂質芯 lipid core に流れ込む（**矢印 2**）ことにより，凝固をきたして血管腔を閉塞させた。しかしまた，線溶系が働いて血栓の一部が溶け（**矢印 3**），再還流が生じている。

4-3 冠動脈の組織像（p.98, *Check Test* 4-2）

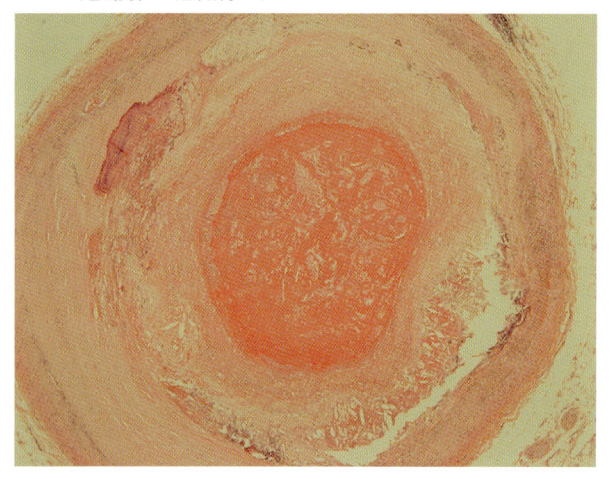

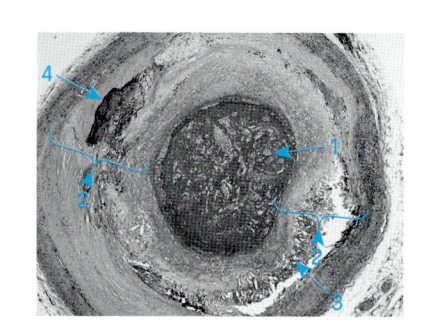

4. 循環障害

4-4 a 組織像 A（p. 99, *Check Test 4-3*）

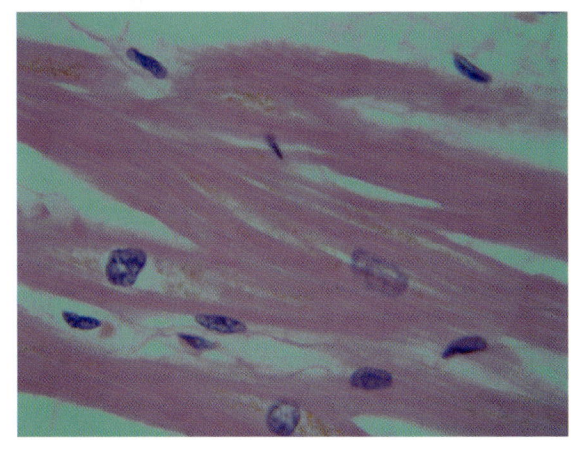

4-4 b 組織像 B（p. 99, *Check Test 4-3*）

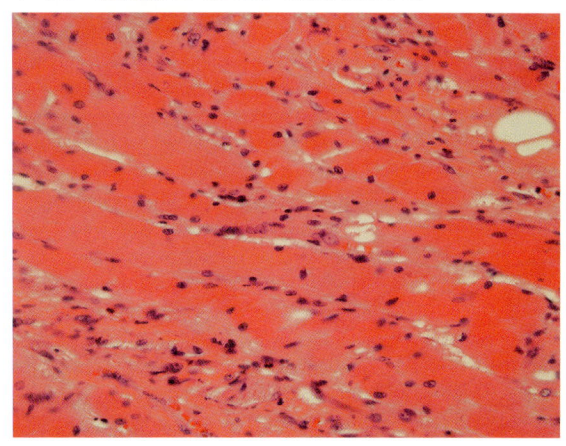

4-4 c 組織像 C（p. 99, *Check Test 4-3*）

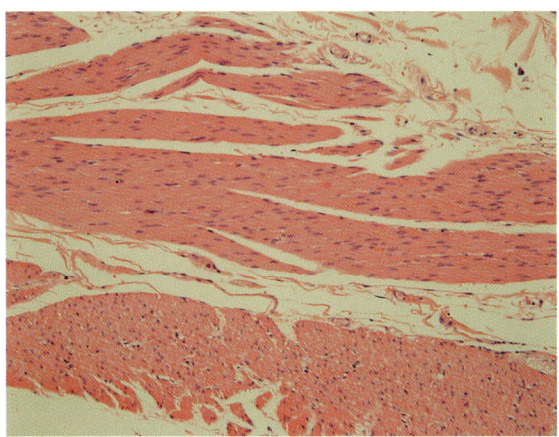

4-4 d 組織像 D（p. 99, *Check Test 4-3*）

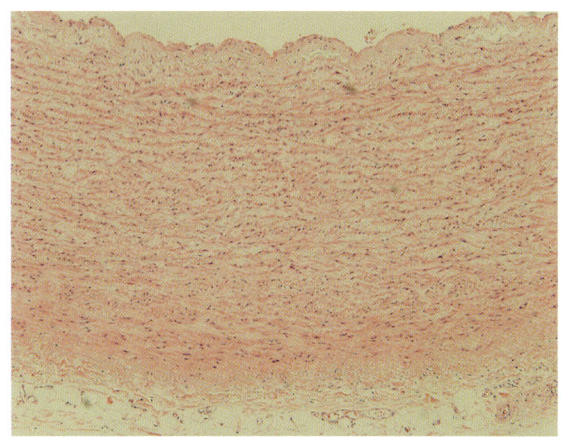

4-4 e 組織像 E（p. 99, *Check Test 4-3*）

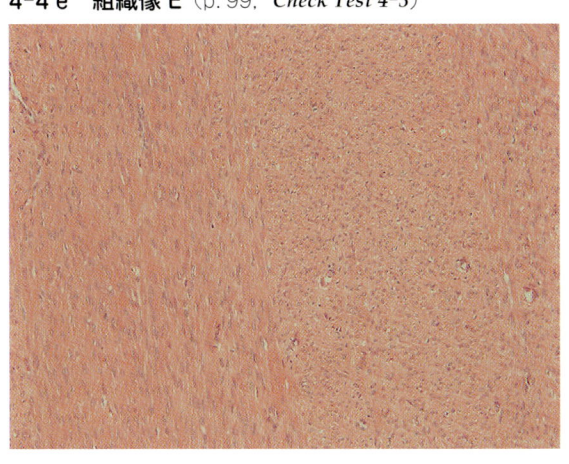

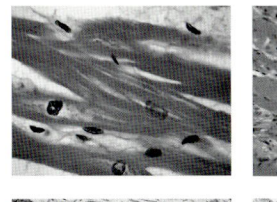

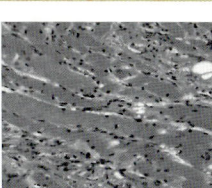

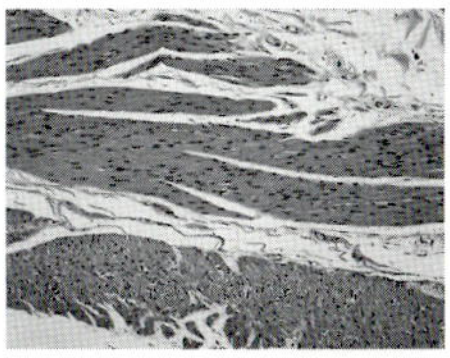

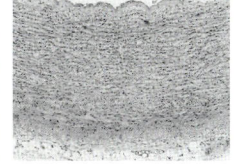

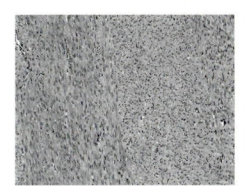

4. 循環障害

4-5 心筋梗塞の肉眼像（p. 101, 102, *Check Test* 4-4, 5）

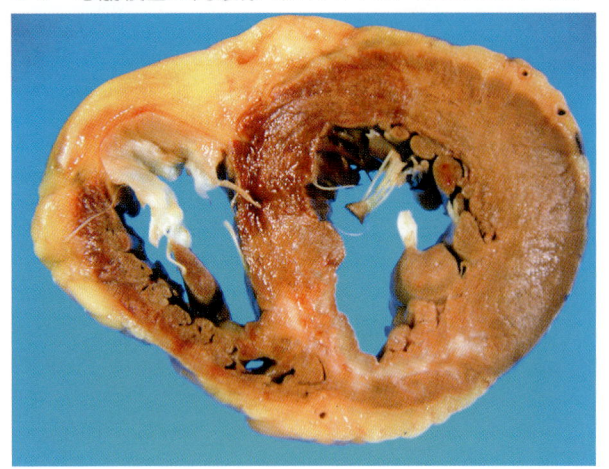

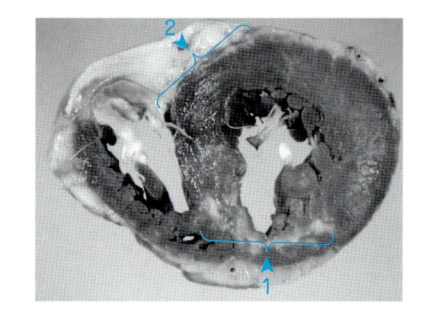

4-6 心筋の組織像（Azan 染色）（p. 102, *Check Test* 4-6）

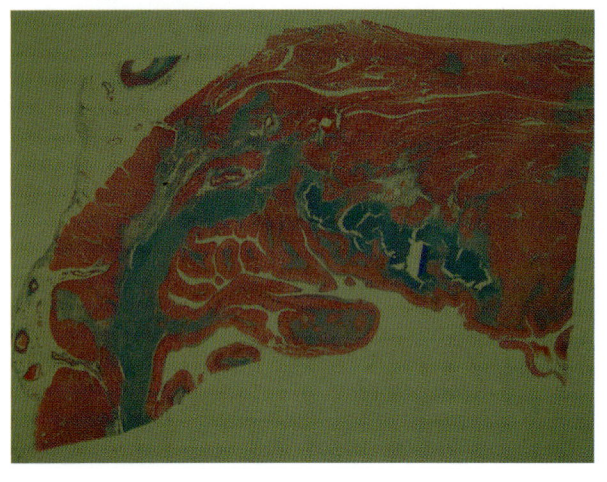

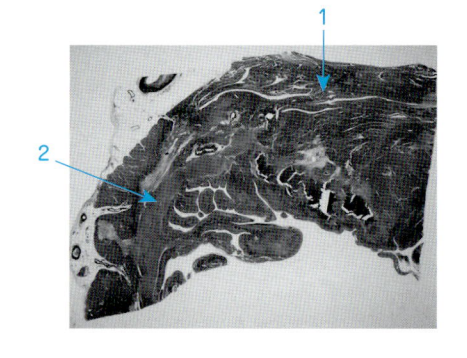

4-7 左室肥大（p. 103）

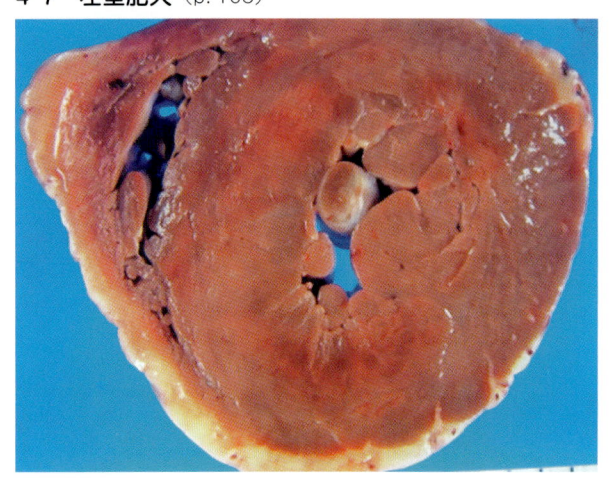

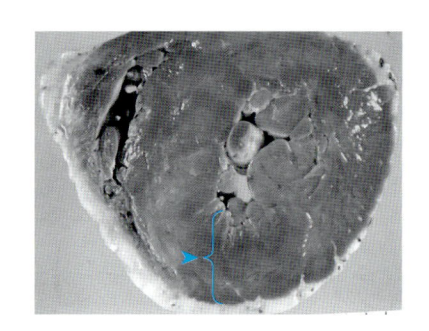

高血圧により左室壁は肥厚し（**矢印**），心腔の拡張不全による心不全をきたす。

4. 循環障害

4-8 心筋のアミロイドーシス (p. 103)

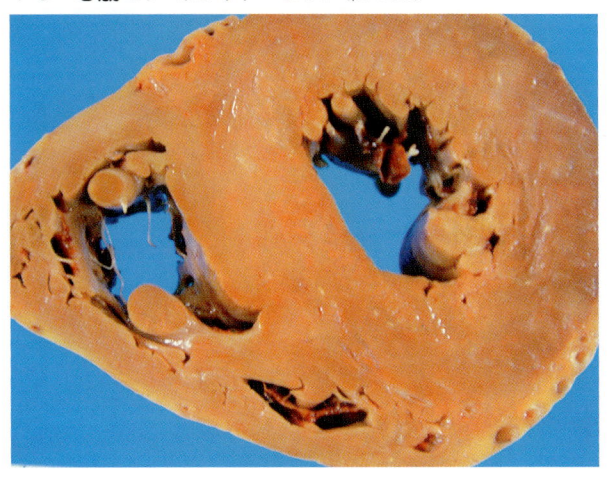

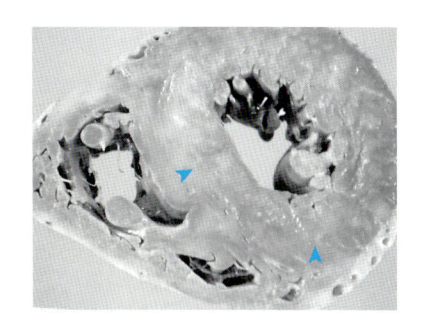

心室はアミロイドの沈着（**矢印**）により硬くなり，拡張不全による心不全をきたす。

4-9 二尖大動脈弁の石灰化 (p. 103)

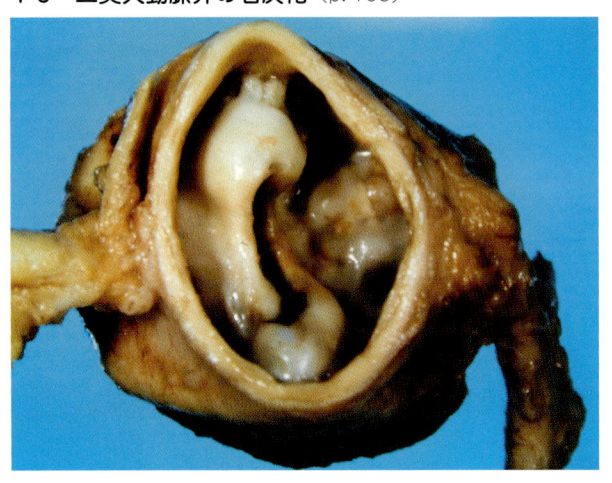

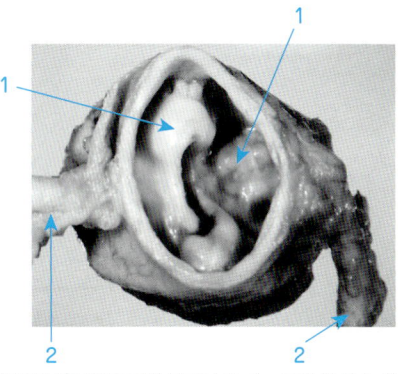

先天的に大動脈弁が正常の三尖弁ではなく，二尖弁の人がおり，若年時には症状をきたさないが，肥厚石灰化（**矢印1**）が，三尖弁の人より進行しやすい。また大動脈弁疾患は冠動脈疾患もきたしやすく，この患者では大動脈弁とともに冠動脈の近位部（**矢印2**）も採取されていることに注意。

4-10 Aschoff 結節 (p. 104)

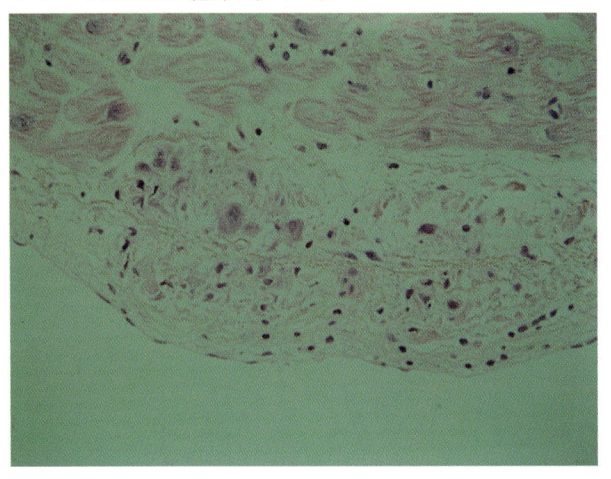

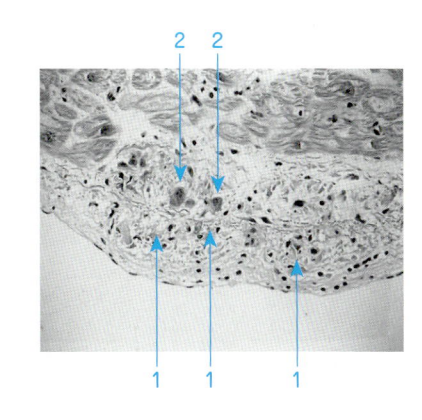

左心耳の心内膜の組織像である。
フィブリノイド壊死（**矢印1**）の周囲に組織球（**矢印2**）がみえる。

4. 循環障害

4-11　リウマチ性弁膜症 (p.104)

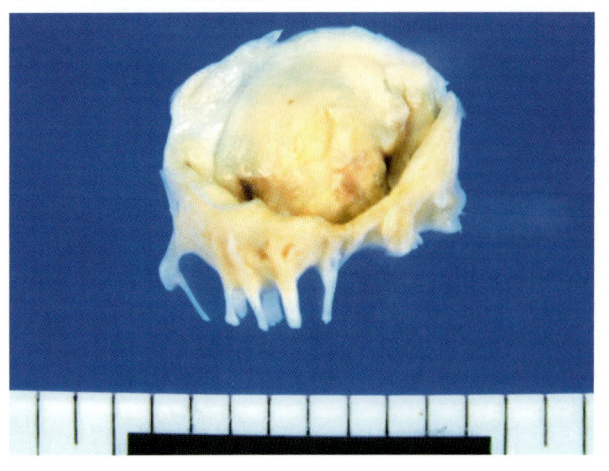

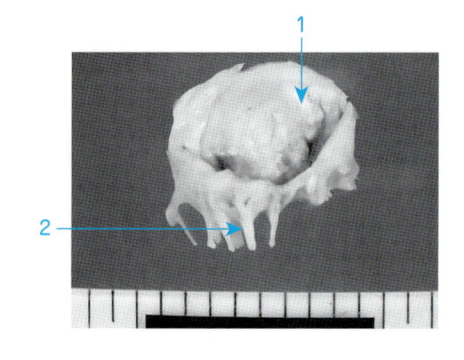

弁置換手術のため摘出されたリウマチ性弁膜症の僧帽弁。弁の肥厚（**矢印1**），腱索の癒合，肥厚，短小化（**矢印2**）がみえる。

4-12　大動脈解離（EVG染色）(p.104)

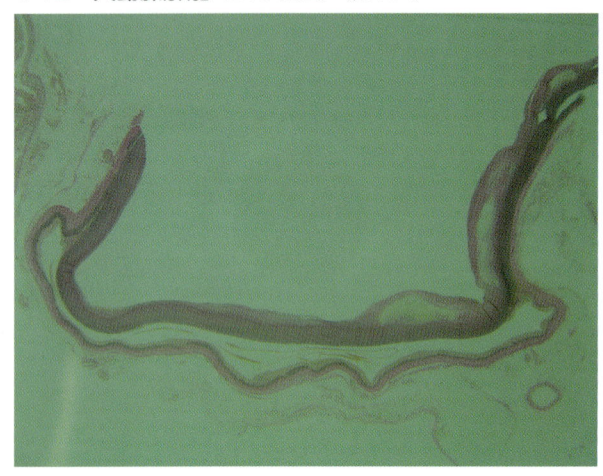

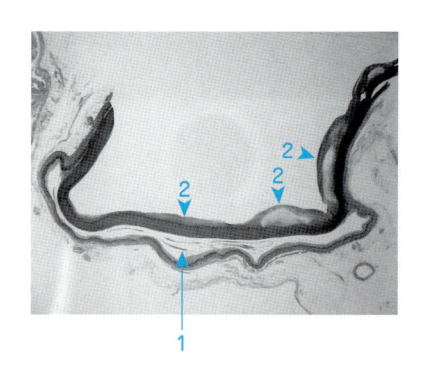

大動脈を開き標本にしている。大動脈は中膜で解離し，腔を形成している（**矢印1**）。内膜には動脈硬化の粥腫（**矢印2**）がある。

4-13　血管の組織像（EVG染色）(p.105, *Check Test 4-14*)

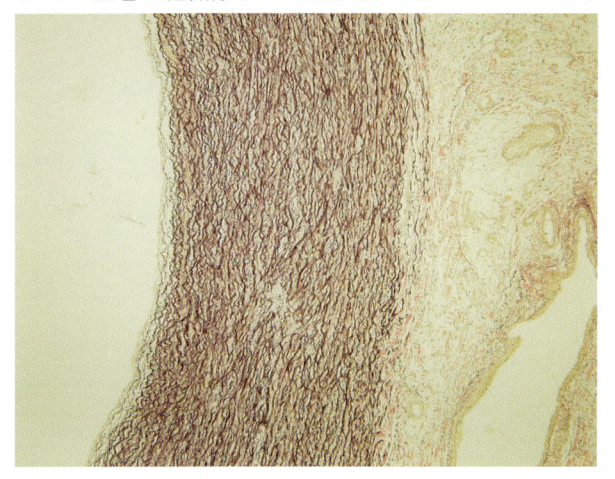

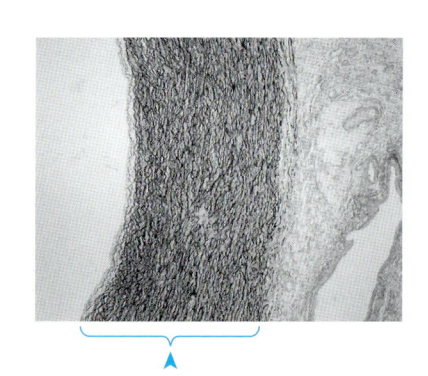

4. 循環障害

4-14 高血圧性脳出血 (p.106)

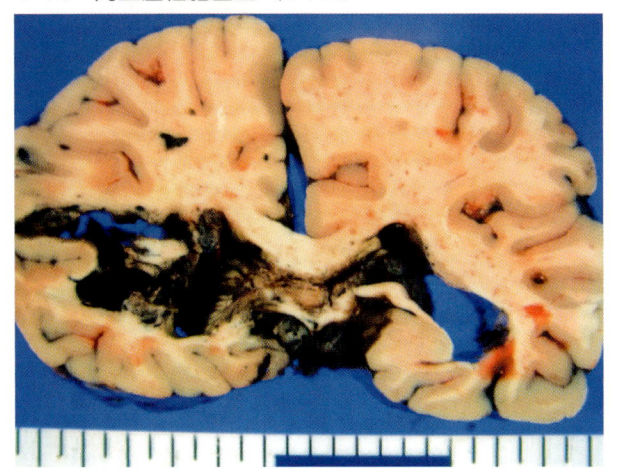

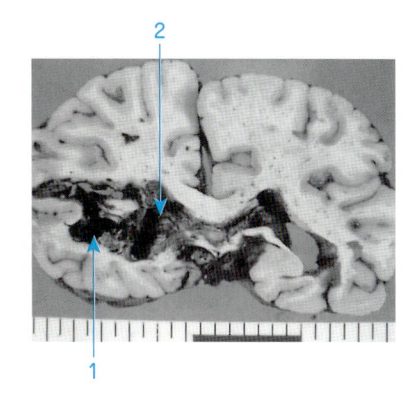

高血圧では大脳基底核（被殻）に出血（**矢印1**）をきたす。この症例では脳室（**矢印2**）を穿破している。

4-15 Charcot-Bouchard 動脈瘤 (p.106)

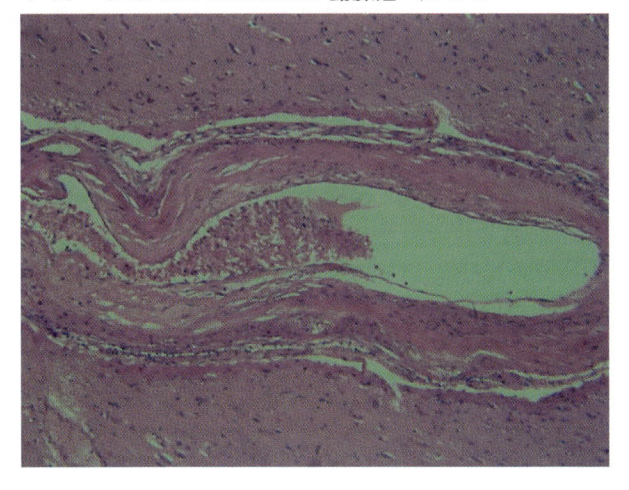

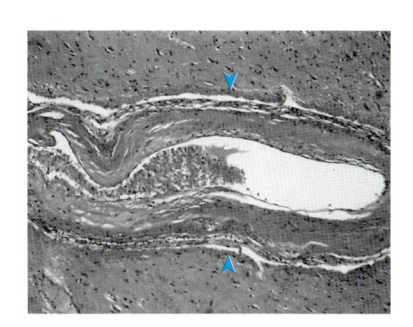

高血圧性脳出血の原因は，**矢印**のような微小な動脈瘤が原因とされている。

4. 循環障害

4-16 a 脳動脈瘤破裂によるクモ膜下出血（p.106）

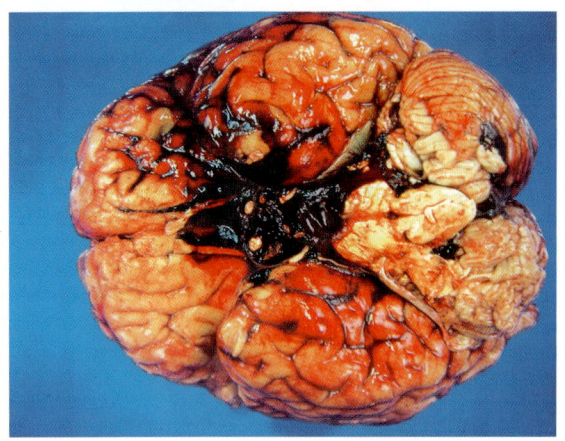

4-16 b 脳動脈瘤クリッピング術後に破裂した脳動脈瘤（EVG 染色）（p.106）

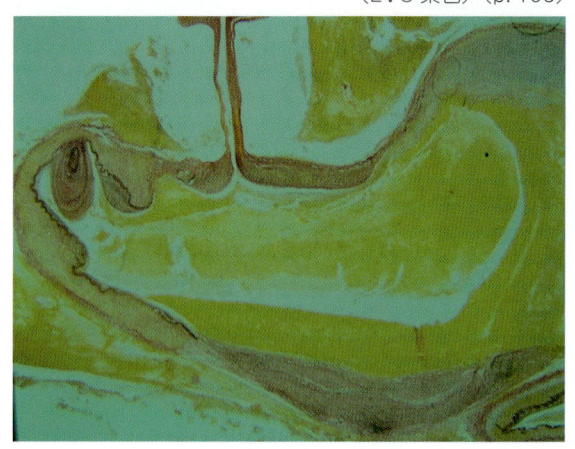

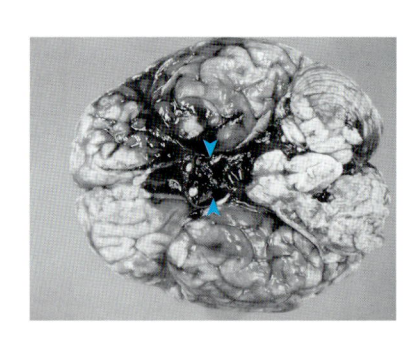

脳動脈瘤は脳底部にある Willis 動脈輪周囲（**矢印**）にできるので，脳動脈瘤の破裂によるクモ膜下出血は脳底部に多い。

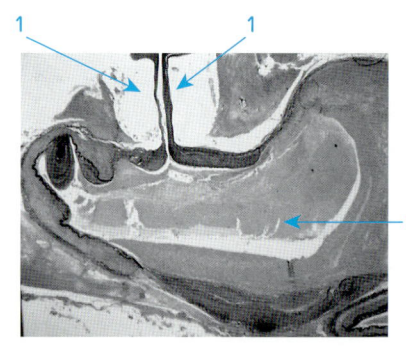

脳動脈瘤によるクモ膜下出血と診断され，再破裂予防のため動脈瘤の基部にクリップをする手術が行われたが，動脈瘤は二股になっており，一方にしかクリップがかけられなかったために（**矢印1**），他方が破裂（**矢印2**）して死亡した。

4-17 食道静脈瘤破裂（EVG 染色）（p.108）

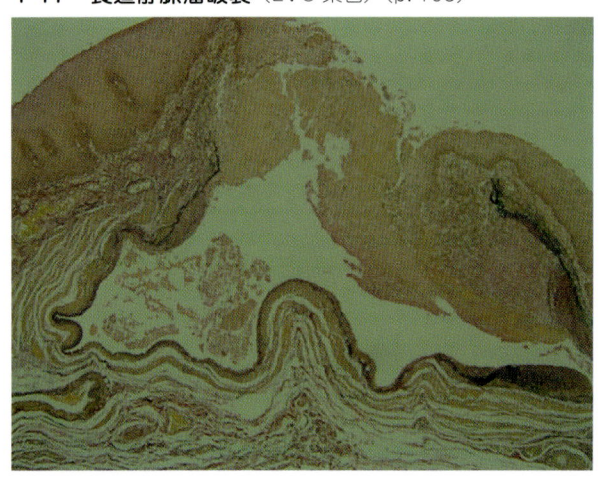

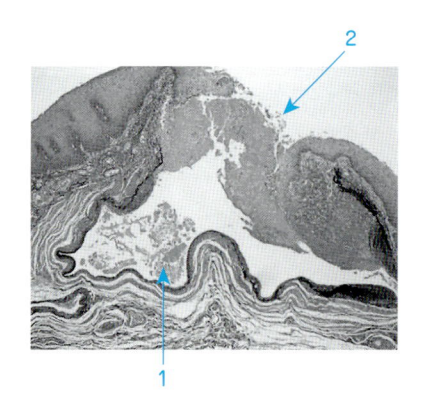

拡張した静脈が破綻し（**矢印1**），上皮を破って（**矢印2**）出血しているのがわかる。

5. 炎症と創傷治癒

5-1 急性肺炎 (p.112)

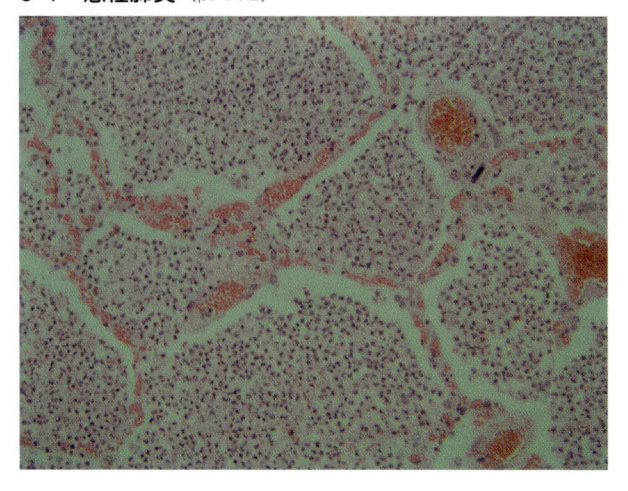

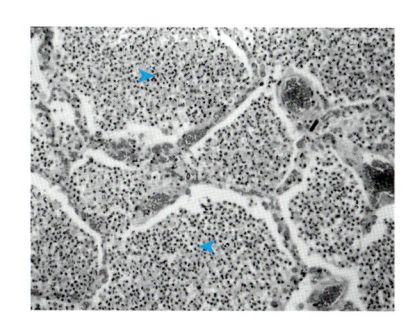

肺胞内に分葉核からなる好中球（**矢印**）が多数みえる。

5-2 急性虫垂炎 (p.112, 121)

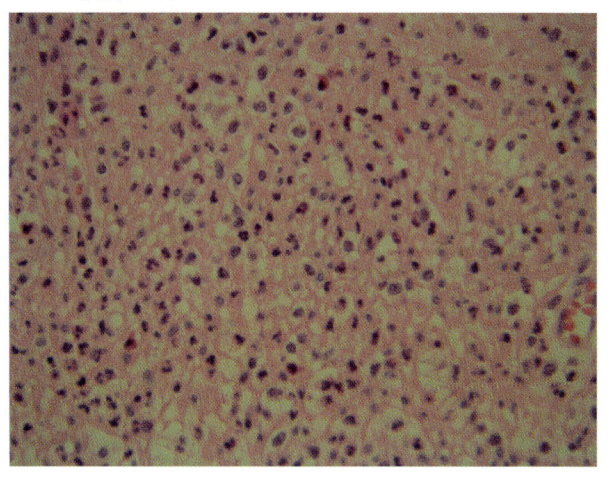

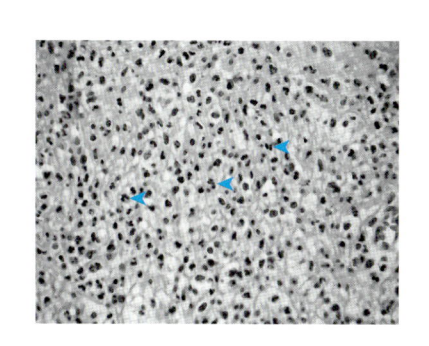

虫垂壁には分葉した好中球（**矢印**）の浸潤が目立つ。

5-3 サルコイドーシス (p.113)

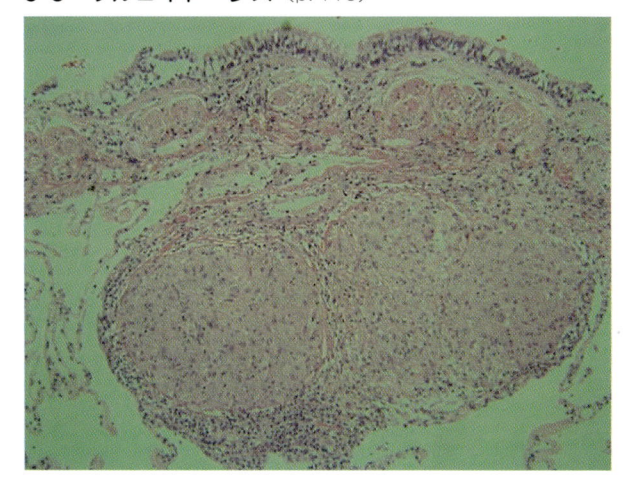

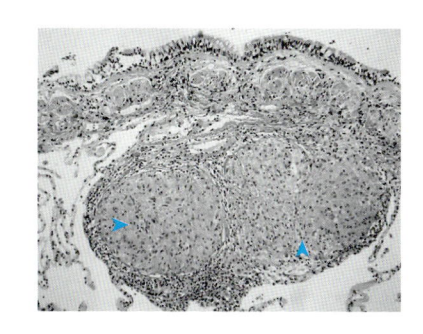

気管支肺組織である。
サルコイドーシスの肉芽腫（**矢印**）は結核のものと異なり，乾酪壊死はなく，境界が明瞭である。

カラーアトラス

5. 炎症と創傷治癒

5-4 結 核（p.113）

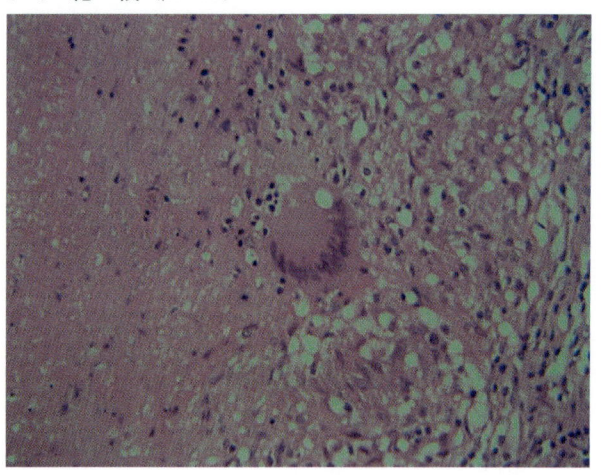

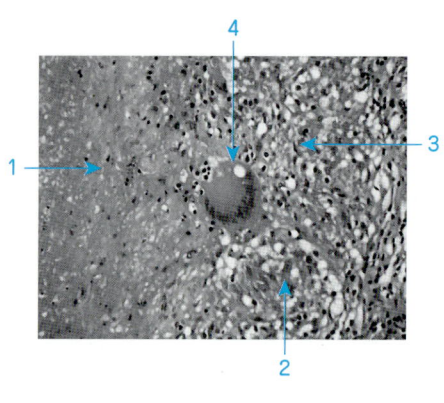

肺結核の組織像である。
乾酪壊死（**矢印1**），類上皮細胞（**矢印2**）やリンパ球（**矢印3**），核が馬蹄型に並ぶLanghans巨細胞（**矢印4**）がみえる。

5-5 Crohn病（p.120）

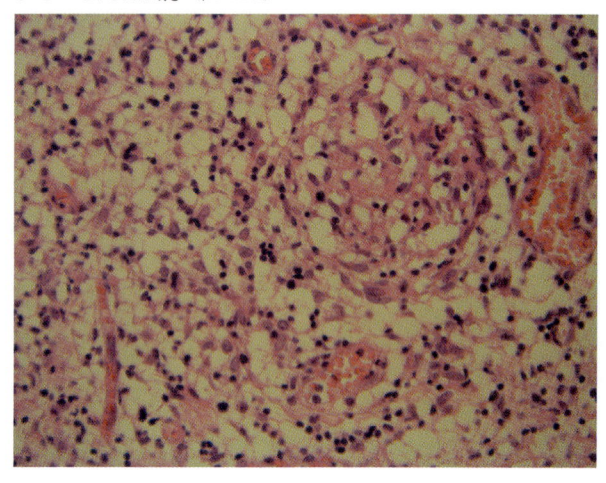

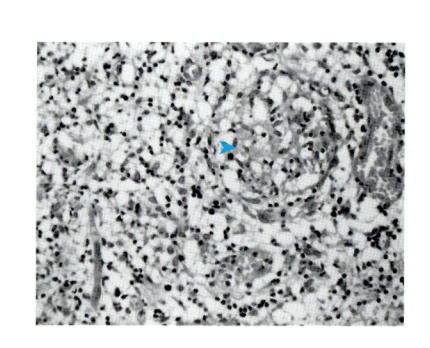

小腸の手術標本の組織像である。
Crohn病の肉芽腫（**矢印**）はサルコイドーシスの肉芽腫と異なり，淡い感じがある。

5-6 組織像（p.114，*Check Test 5-4*）

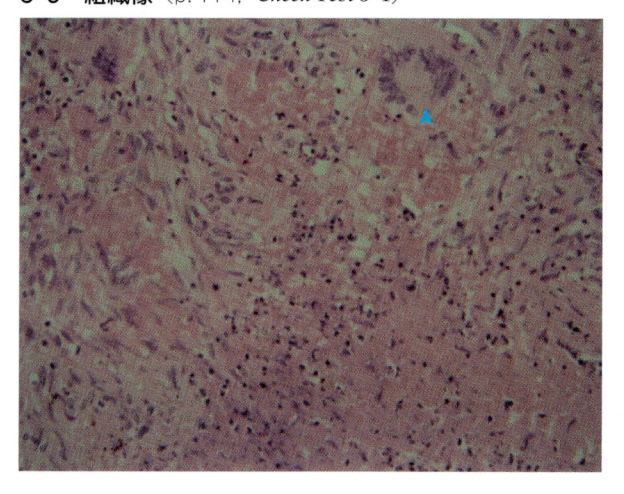

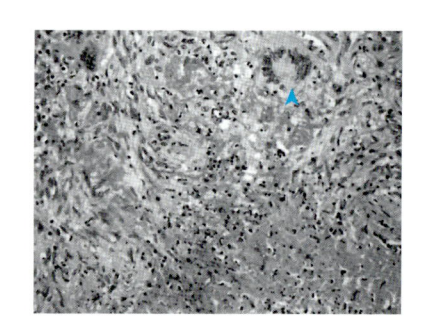

5. 炎症と創傷治癒

5-7 肉芽組織（p.114）

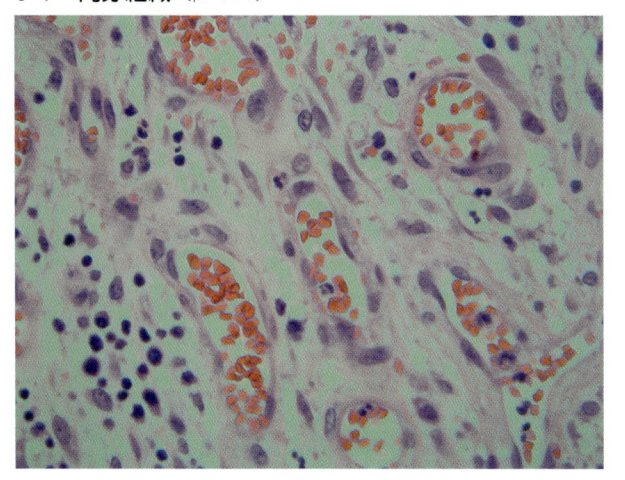

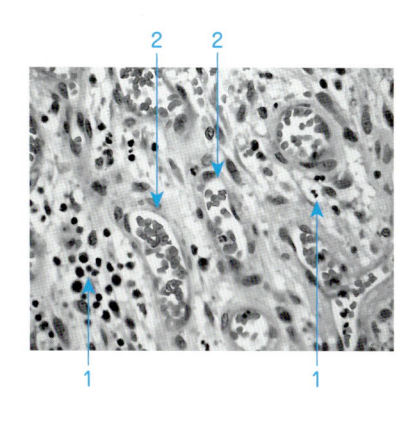

皮膚の創傷後5日頃の組織像である。
好中球（**矢印1**）を含む炎症性細胞浸潤と毛細血管（**矢印2**）の増生からなる。

5-8 単純ヘルペスウイルス感染症（p.115）

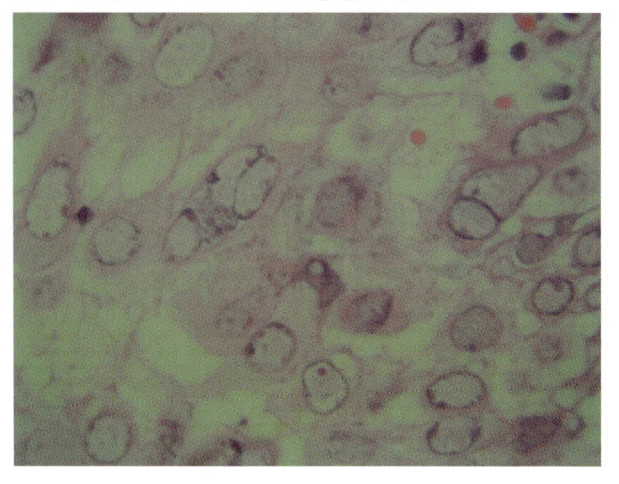

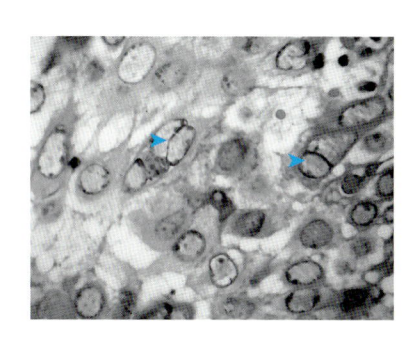

食道の潰瘍周囲の組織像である。
多核になったスリガラス状の核（**矢印**）が特徴的である。

5-9 サイトメガロウイルス感染症（p.115）

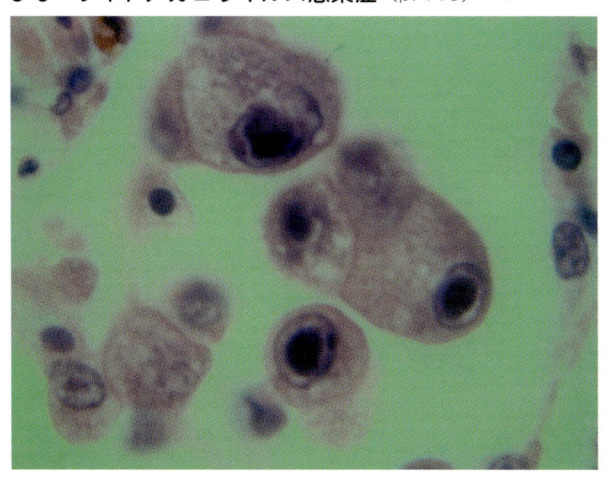

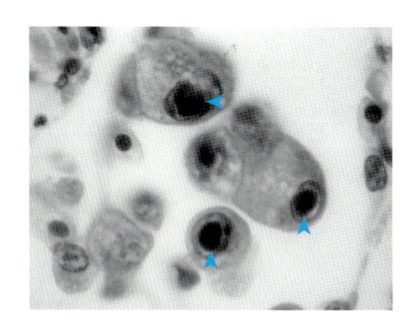

白血病の治療中に肺炎で死亡した患者の肺の組織像である。
核内に大型の封入体（**矢印**）がみえる。

カラーアトラス **23**

5. 炎症と創傷治癒

5-10 a　ニューモシスチス肺炎（HE 染色）（p.115）

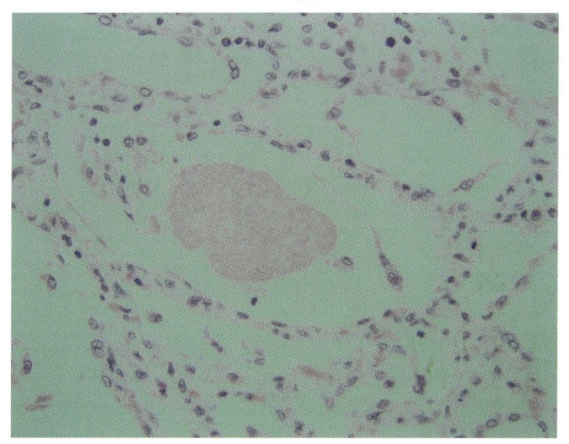

5-10 b　ニューモシスチス肺炎（Grocott 染色）（p.115）

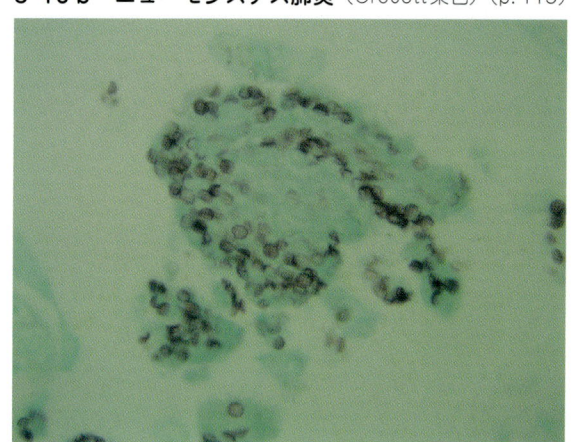

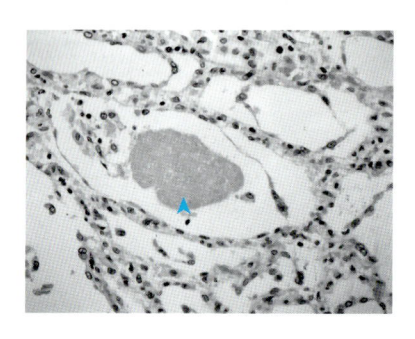

AIDS 患者の肺の組織像である。
HE 染色標本では肺胞内に網状物（**矢印**）がみえる。

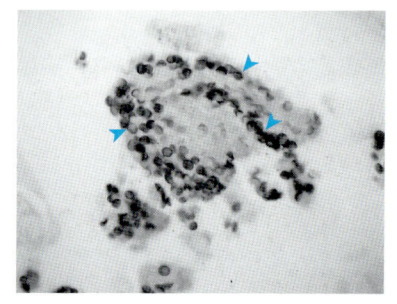

5-10 a の肺胞内網状物は，Grocott 染色標本では類円形であるが，ややしわのある菌体（**矢印**）がみえる。

5-11　クリプトコッカス症（PAS 染色）（p.115）

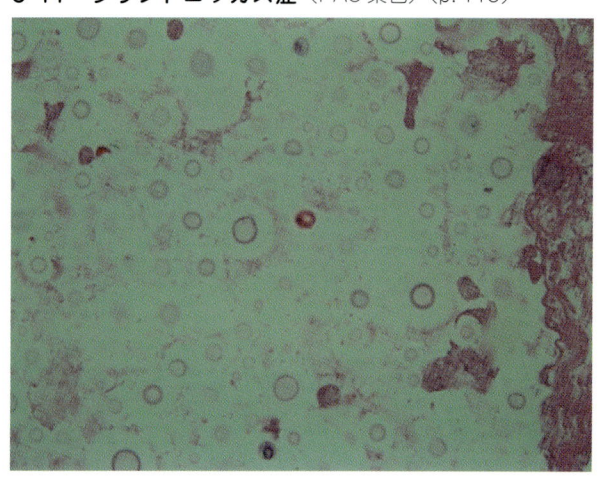

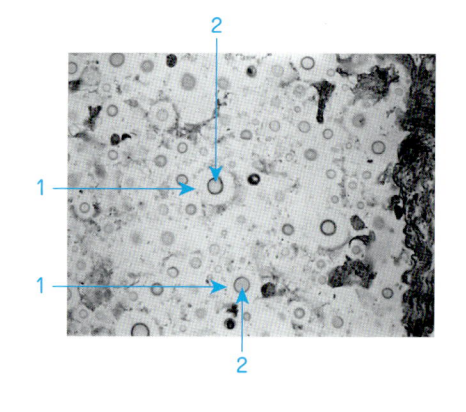

肺の組織像である。
周囲が明るく抜けてみえる厚い莢膜（**矢印 1**）のある球形の菌体（**矢印 2**）が特徴である。

5. 炎症と創傷治癒

5-12　カンジダ症（p. 115）

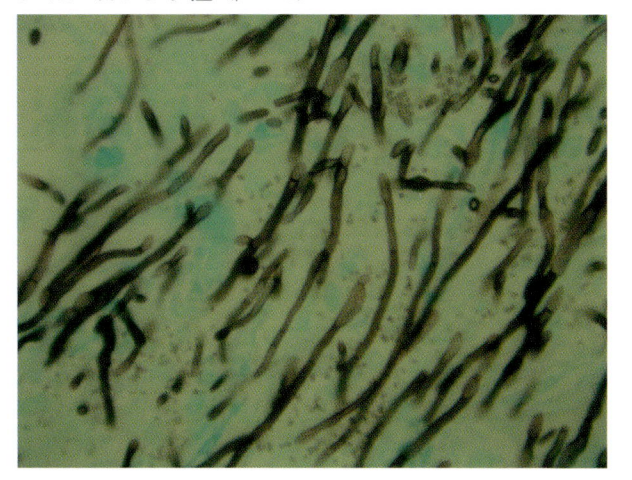

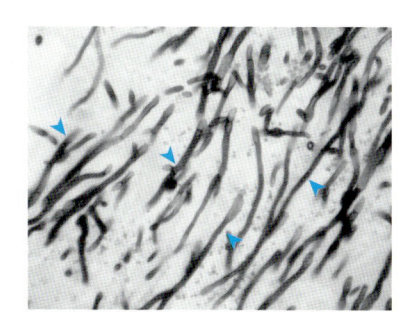

食道のカンジダ症の組織像である。
ソーセージ状の菌糸（**矢印**）が伸びており，分枝はない。

5-13　アスペルギルス症（p. 115）

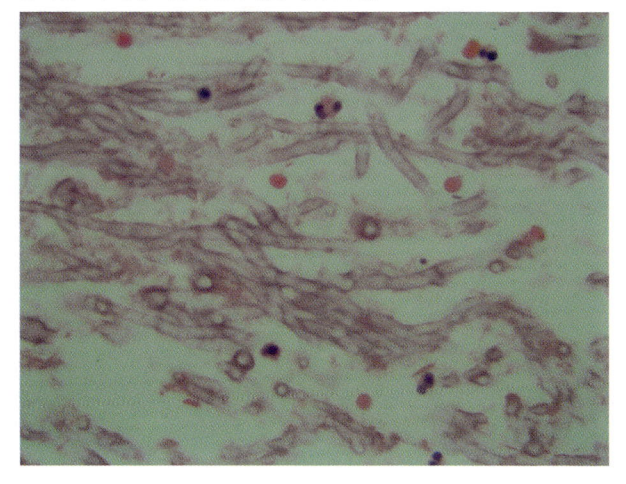

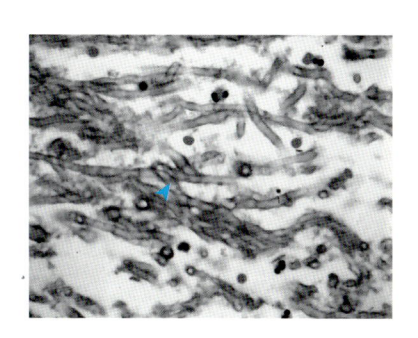

肺の空洞を埋めた菌塊の組織像である。
菌糸は45度に分枝（**矢印**）している。

5. 炎症と創傷治癒

5-19 肺気腫 (p.119)

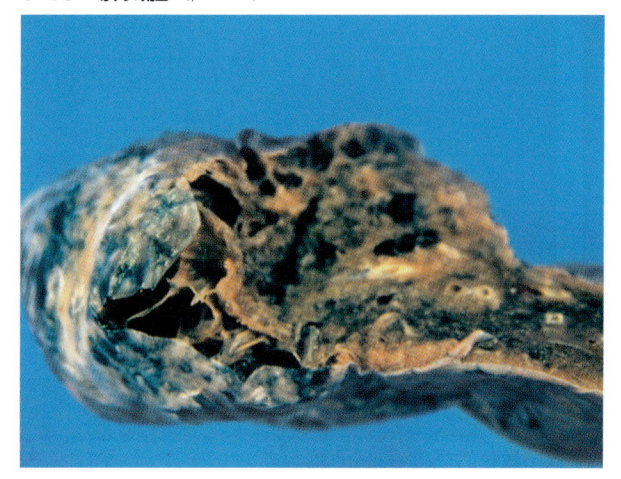

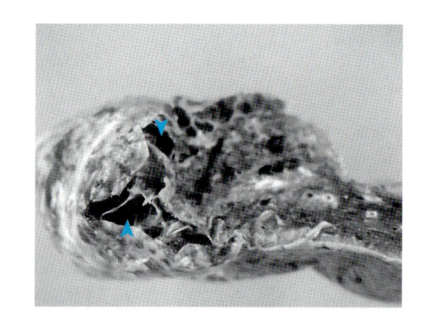

肺胞壁が破壊され気腔が拡張している（矢印）。

5-20 気管支喘息 (p.120)

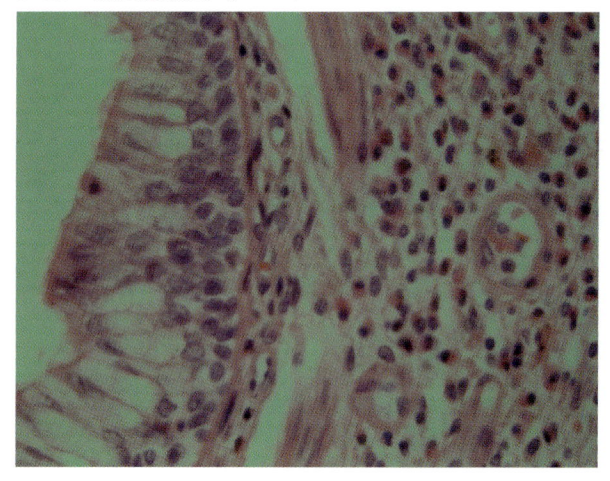

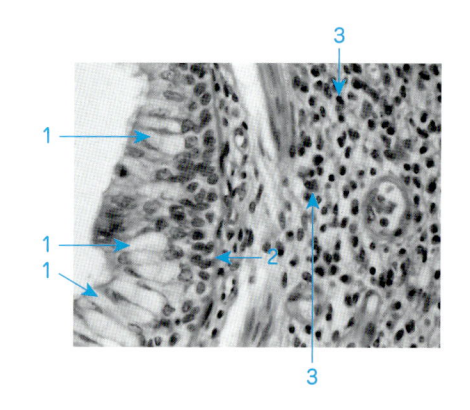

気管支上皮に杯細胞（矢印1）が増え，基底膜（矢印2）は肥厚し，上皮下には好酸球（矢印3）の浸潤が目立つ。

5. 炎症と創傷治癒

5-21 蜂窩肺と肺気腫 (p.120)

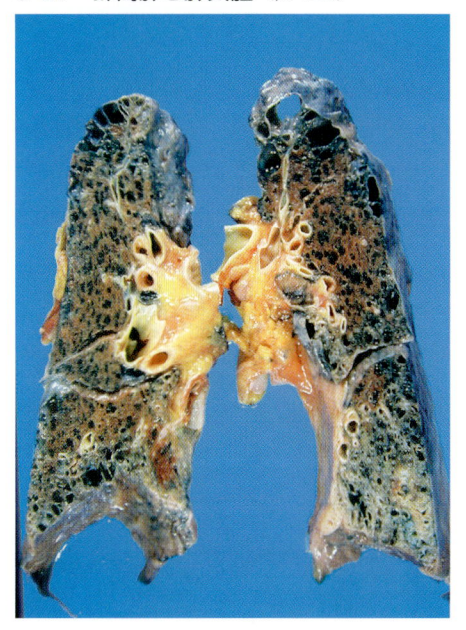

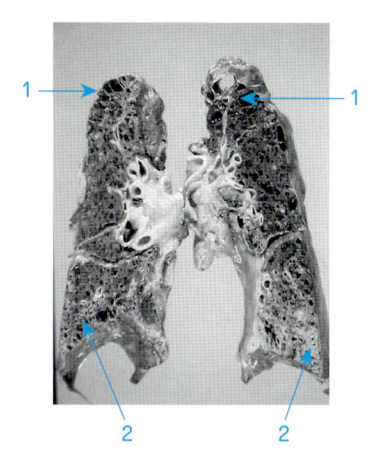

肺気腫は上葉に起こりやすく，拡張した気腔の壁が薄い（**矢印1**）。これに対して蜂窩肺といわれる慢性間質性肺炎の終末像では，肋骨横隔膜角に病変がみられ，拡張した気腔（**矢印2**）の間に線維化がある。

5-22 潰瘍性大腸炎 (p.121)

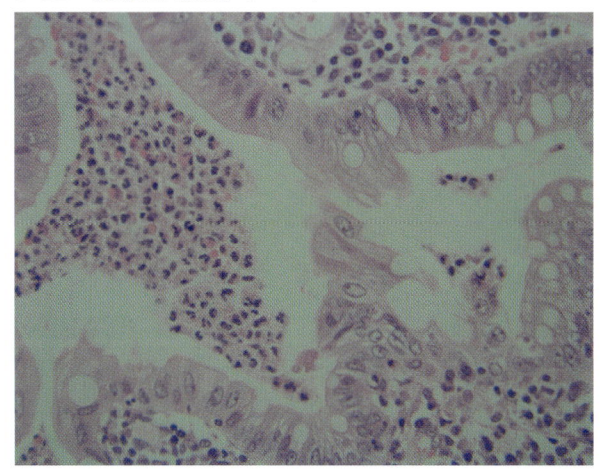

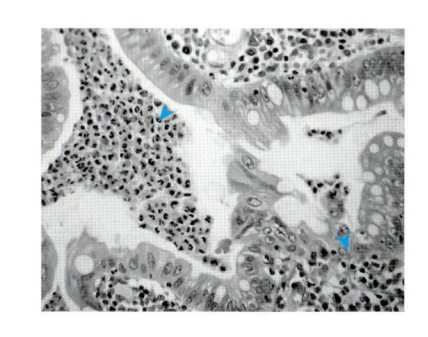

結腸の組織像である。
組織学的には陰窩に好中球の浸潤があり，破壊されている像を陰窩膿瘍（**矢印**）と呼ぶ。

カラーアトラス **29**

5. 炎症と創傷治癒

5-23 a　偽膜性腸炎の肉眼像（p.121）

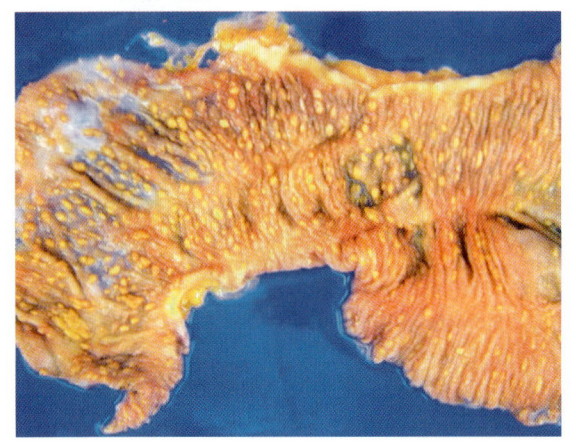

5-23 b　偽膜性腸炎の組織像（p.121）

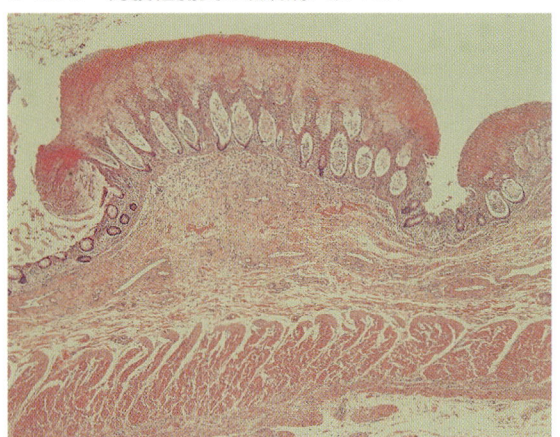

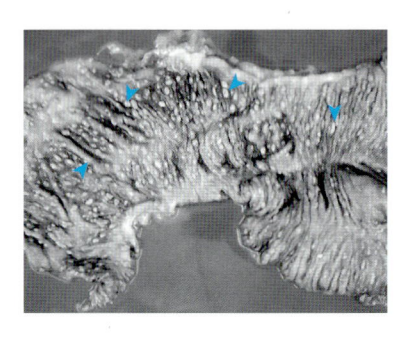

肉眼的には粘膜に無数の小さな黄色の膜（**矢印**）の付着がある。

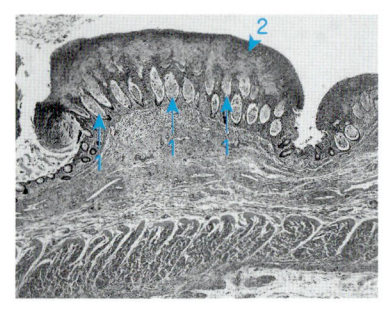

組織学的には陰窩（**矢印1**）を広げるように，フィブリンが噴火状に付着している（**矢印2**）。

5-24　アメーバ性大腸炎（p.121）

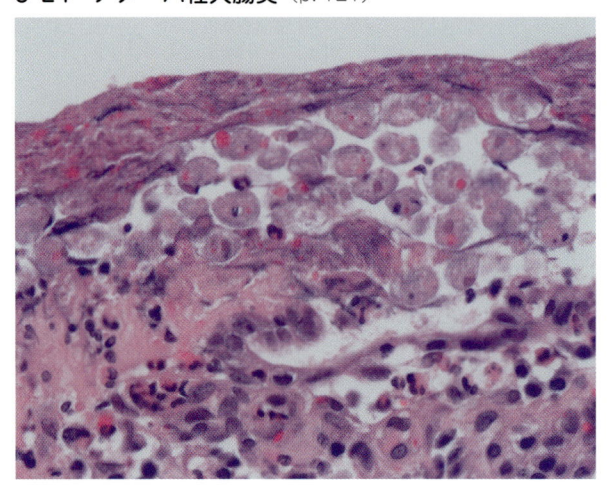

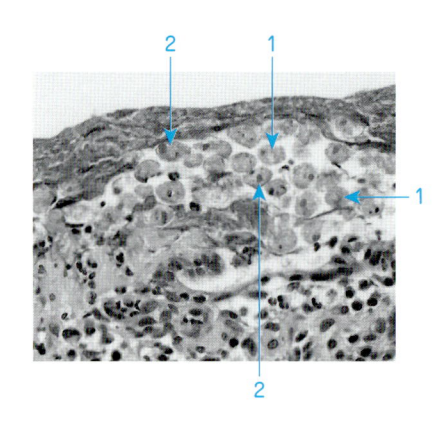

多数のアメーバ（**矢印1**）があり，赤血球を貪食しているもの（**矢印2**）もある。

5. 炎症と創傷治癒

5-25 慢性肝炎 (p. 122)

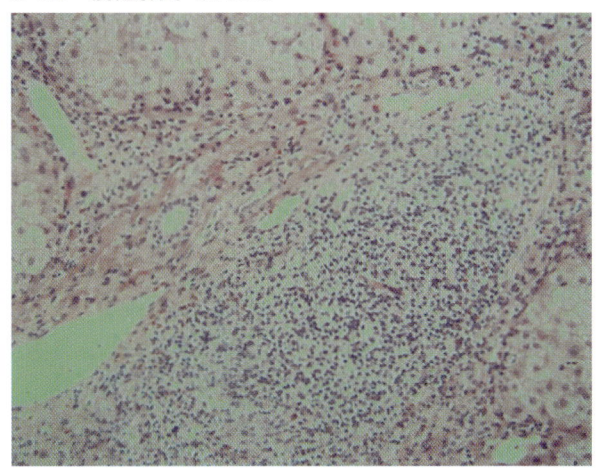

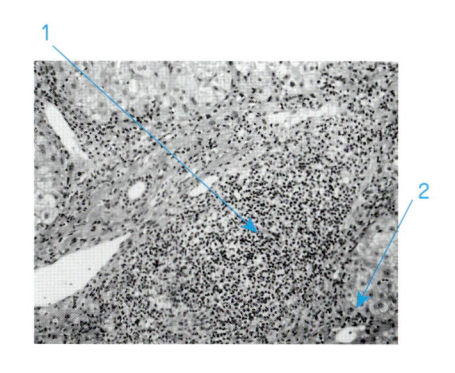

門脈域にリンパ球の浸潤（矢印1）があり，周囲にリンパ球が漏れ出し，いわゆる piecemeal necrosis（矢印2）の像を示している。

5-26 肝硬変 (Azan染色) (p. 122)

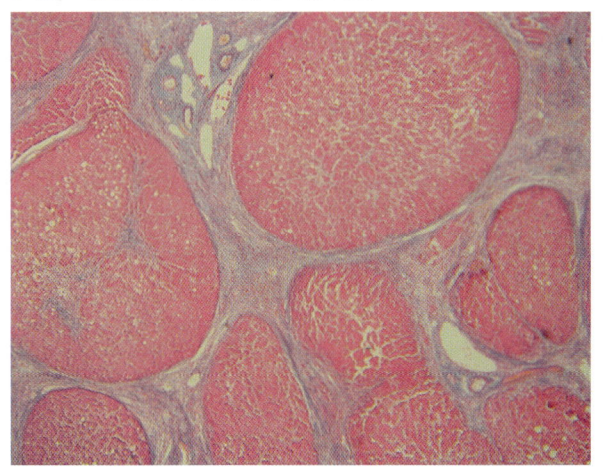

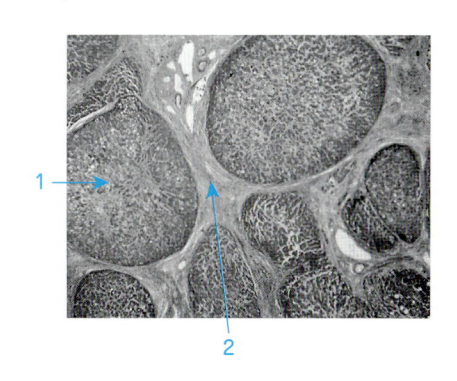

Azan染色では膠原線維は青く染まる。肝硬変では再生結節（矢印1）を膠原線維（矢印2）が取り囲んでいる様子がわかる。

5-27 原発性胆汁性肝硬変 (p. 122)

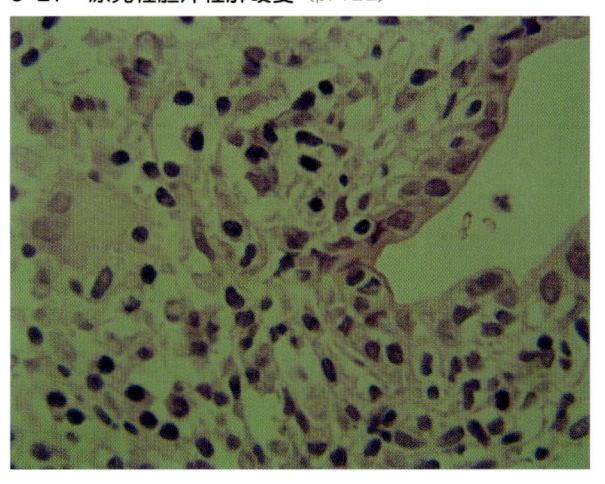

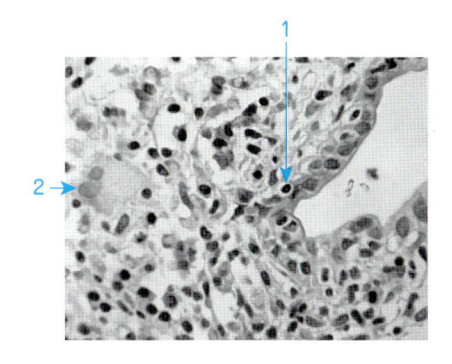

Glisson鞘にある小葉間胆管上皮にリンパ球が浸潤し，破壊され（矢印1），胆汁が漏れることにより，組織球からなる肉芽腫（矢印2）が形成される。

5. 炎症と創傷治癒

5-28 微小変化群（p.123）

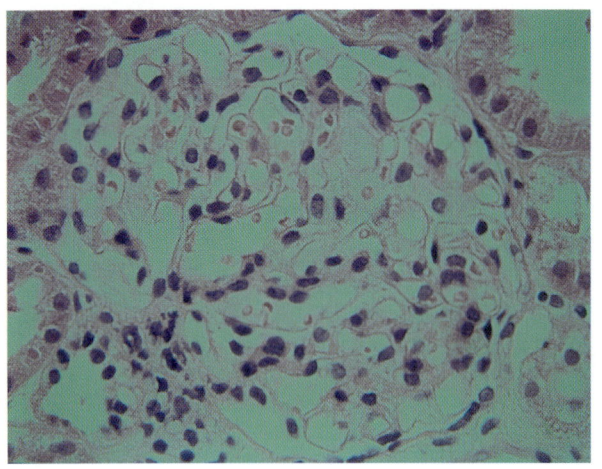

糸球体はやや大きくなっているものの，メサンギウムの増生も，細胞の増加もなく（矢印1），係蹄壁の肥厚もない（矢印2）。

5-29 巣状糸球体硬化症（PAS染色）（p.123）

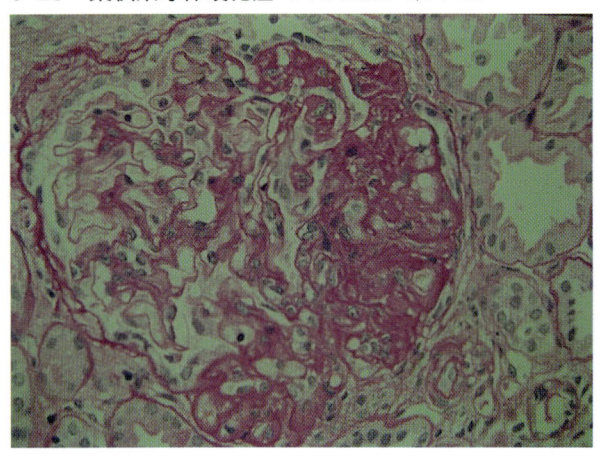

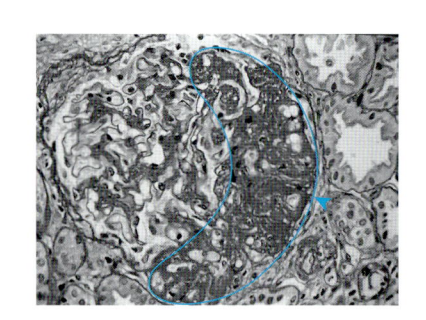

糸球体の一部で硬化巣（矢印）がみえる。
変化は糸球体の中にある。

5-30 膜性腎症（PAM-MT染色）（p.123）

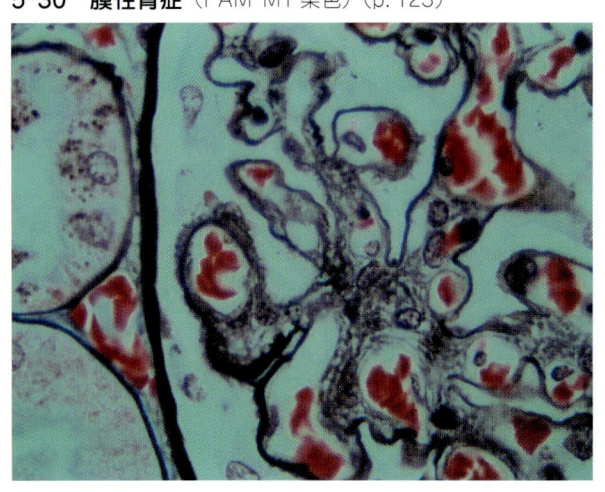

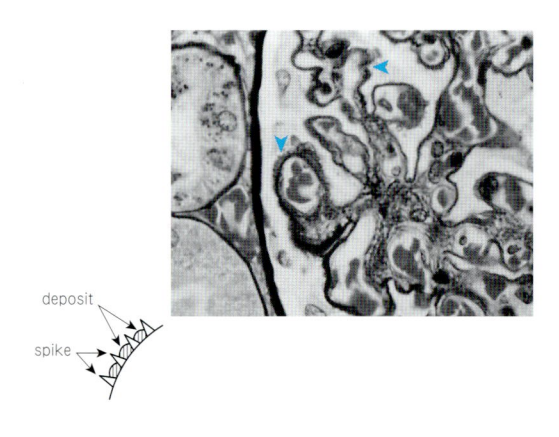

deposit
spike

糸球体係蹄壁は肥厚し，上皮面に細かくspikeとdepositが交互にみえる（矢印）。

5. 炎症と創傷治癒

5-31 アミロイドーシス（p.123）

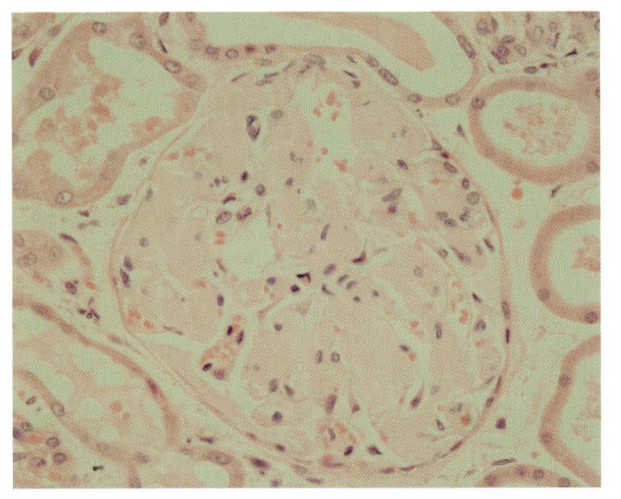

糸球体にべたりとしたアミロイドが沈着し（**矢印**），Congo red 染色で橙色に染まる。

5-32 急性糸球体腎炎（p.123）

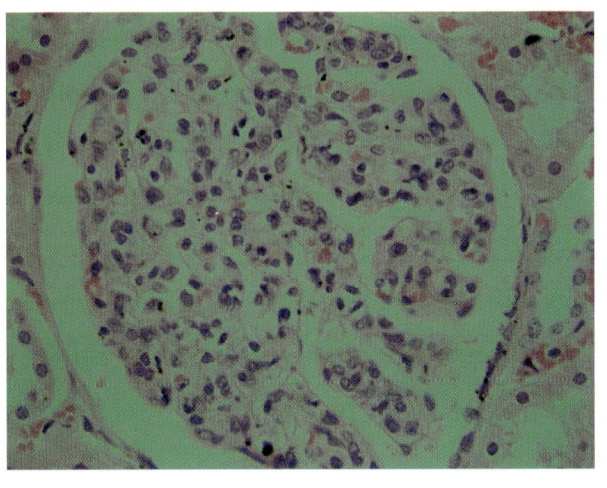

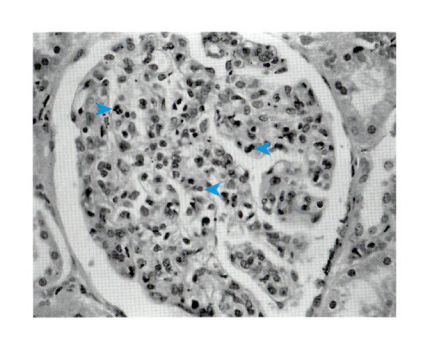

糸球体は核が多く，分葉している好中球（**矢印**）からなる。

5-33 急速進行性糸球体腎炎（p.123）

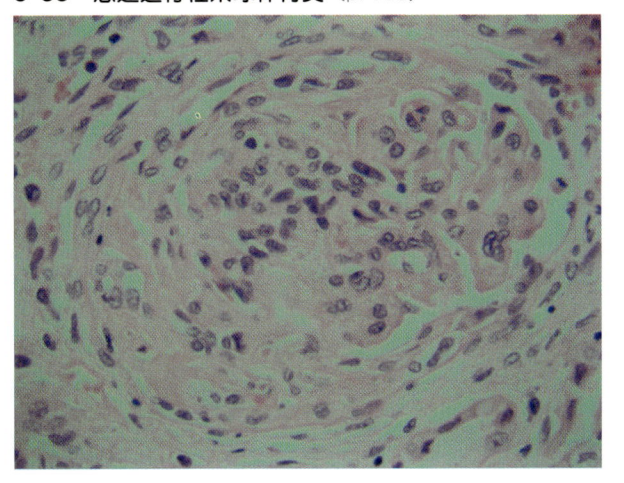

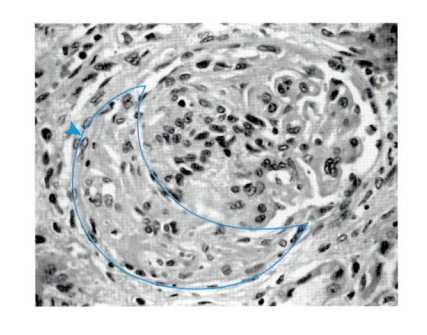

Bowman 嚢と糸球体との間に半月体（**矢印**）がある。巣状糸球体硬化症と異なり，糸球体の外の変化であることに注意。

5. 炎症と創傷治癒

5-34 メサンギウム増殖性腎炎 (p.123)

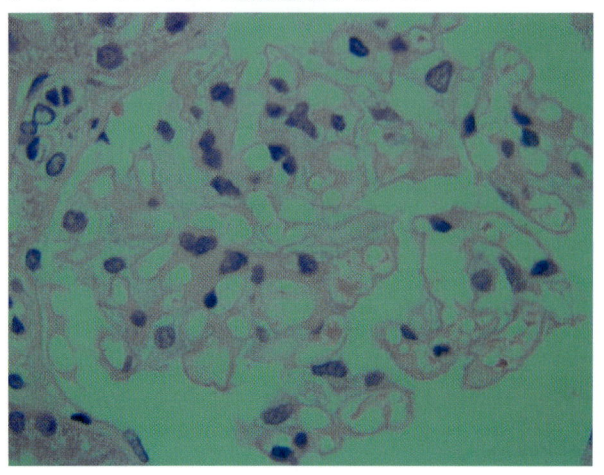

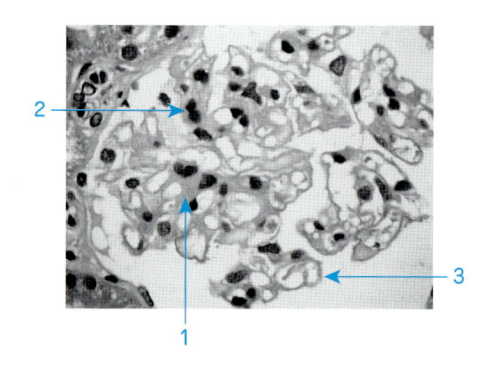

メサンギウム基質の増生（矢印1），メサンギウム細胞の増加（矢印2）がある。係蹄壁の肥厚はない（矢印3）。

5-35a 膜性増殖性糸球体腎炎（PAS染色）(p.123)

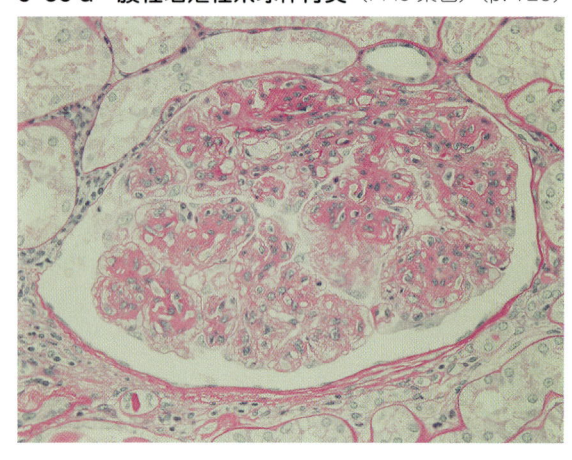

5-35b 膜性増殖性糸球体腎炎（PAM-MT染色）(p.123)

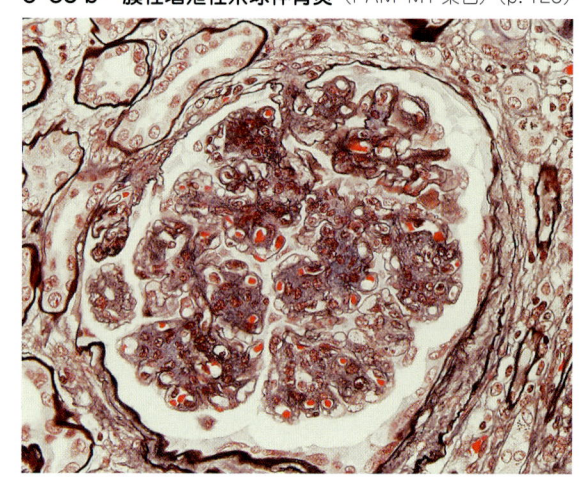

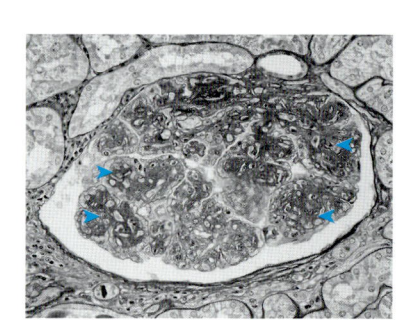

HE染色標本では，糸球体が分葉状（矢印）になっている。糖尿病性腎症の結節の中には核が少なく，膜性増殖性糸球体腎炎の分葉の中に核が多いという違いがある。

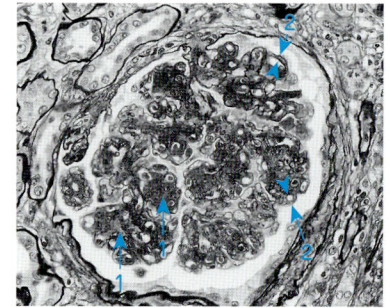

PAM-MT染色ではメサンギウム細胞と基質の増加（矢印1）とともに，係蹄壁にメサンギウムが圏入し（矢印2）二重線がみえ，これをdouble contourないしtram trackと呼ぶ。

5. 炎症と創傷治癒

5-36 ループス腎炎（p.123）

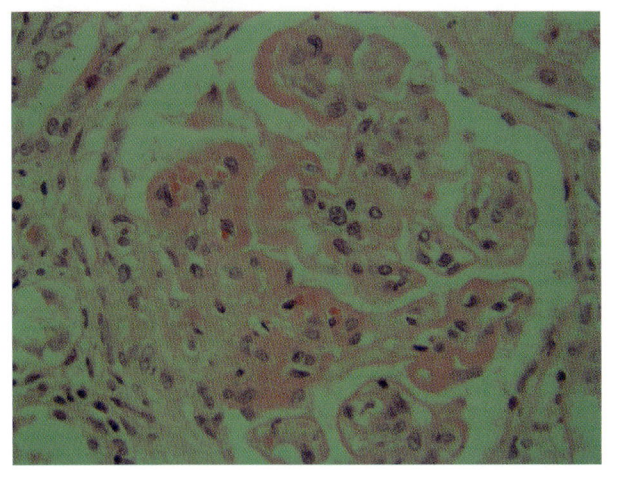

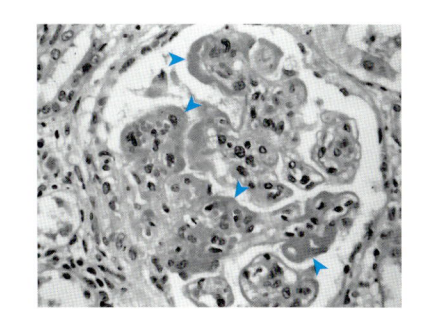

糸球体辺縁が赤く帯状にみえる wire loop lesion（矢印）がみえる。

5-37 骨髄腫腎（p.124）

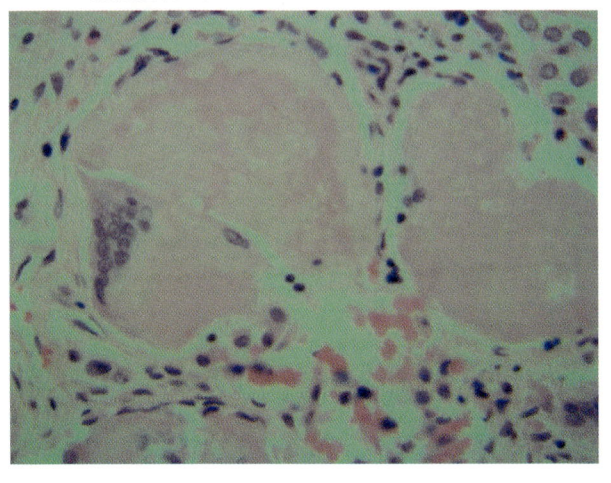

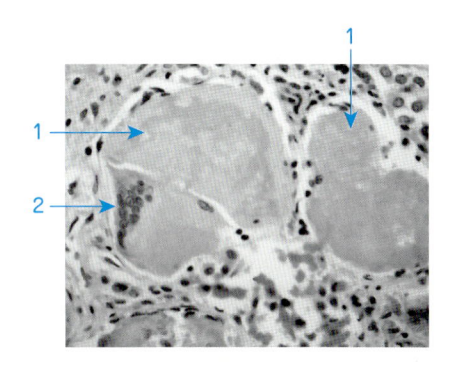

尿細管内に Bence Jones タンパク（矢印1）が貯留し，巨細胞（矢印2）もみえる。

5-38 多発性筋炎（p.126）

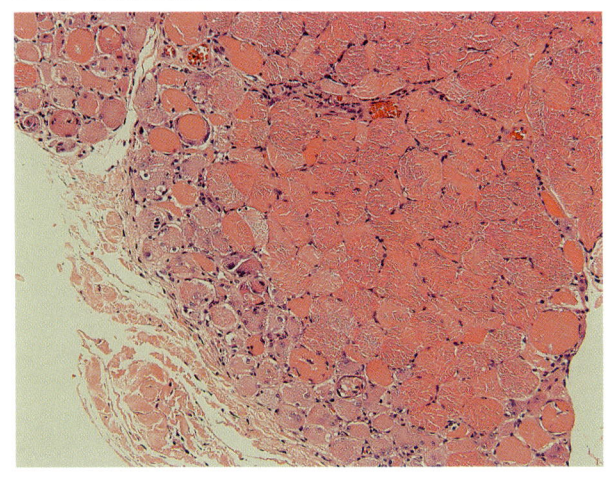

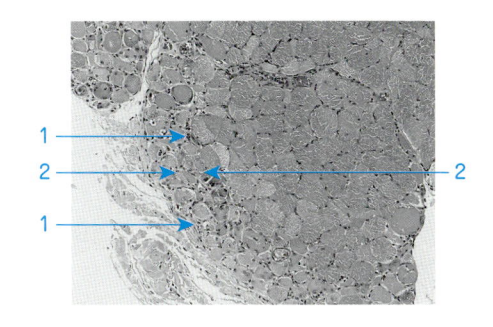

腸腰筋の組織像である。
筋線維束の周囲にリンパ球の浸潤（矢印1）とともに筋線維の変性・脱落（矢印2）がある。

カラーアトラス 35

5. 炎症と創傷治癒

5-39 細菌性髄膜炎 (p.126)

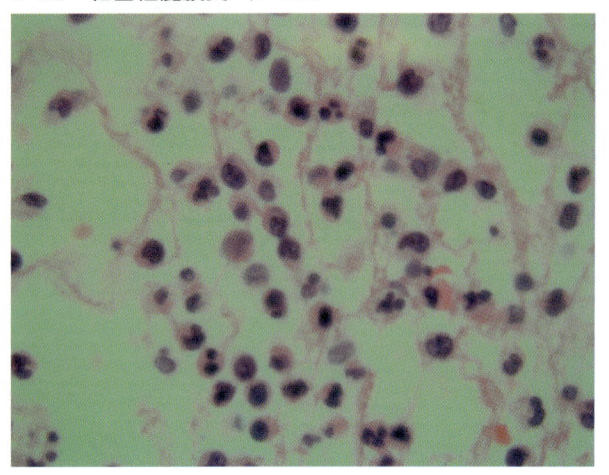

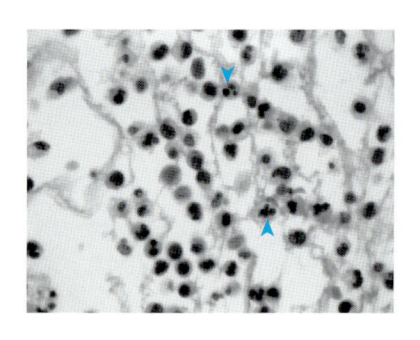

クモ膜下腔に分葉する好中球の浸潤（**矢印**）がある。

5-40 結核性髄膜炎 (p.126)

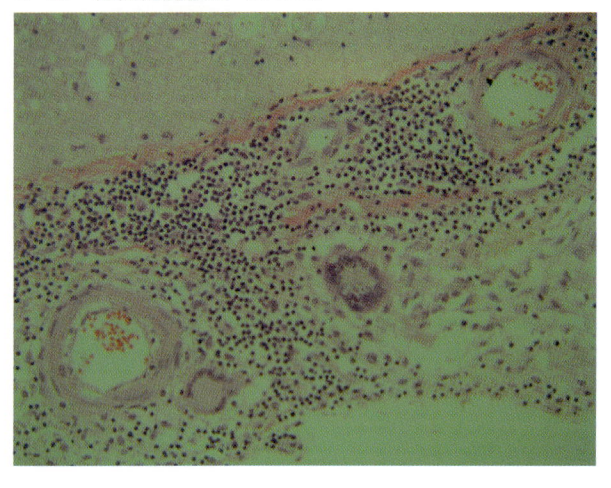

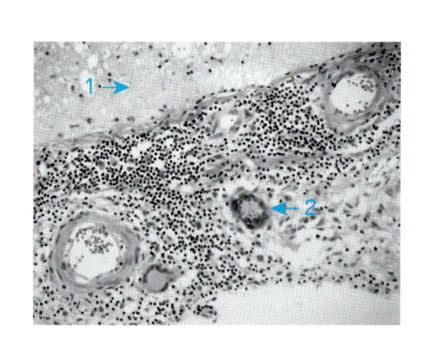

クモ膜下腔から脳（**矢印1**）にかけての組織像である。Langhans巨細胞を含む肉芽腫（**矢印2**）がある。

5-41 癌性髄膜症 (p.126)

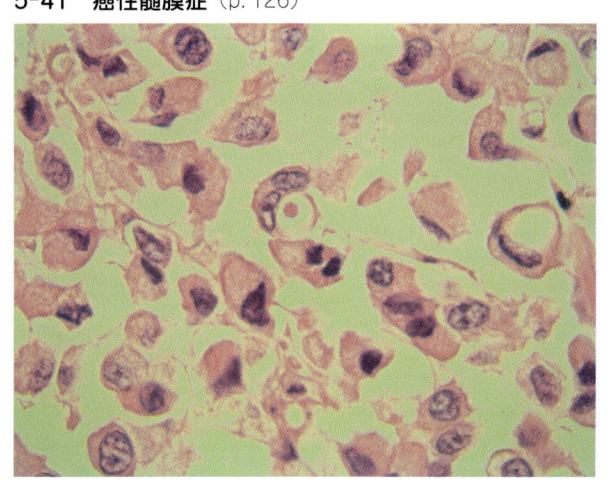

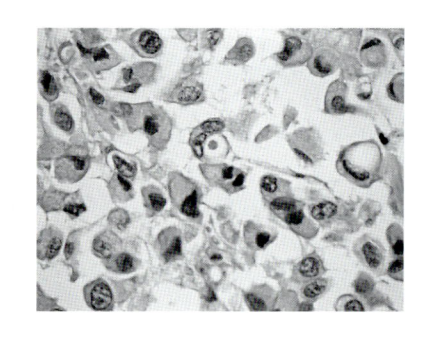

クモ膜下腔には粘液を含んだり，上皮性結合があり，核の異型がある腺癌細胞が多数ある。

5. 炎症と創傷治癒

5-42 髄膜白血病 (p.126)

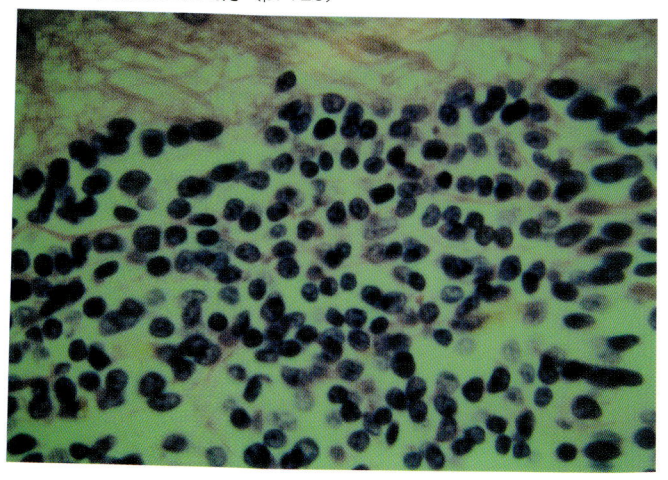

クモ膜下腔に細胞質が少なく，核が類円形のリンパ球性の白血病細胞がある。

5-43 Creutzfeldt-Jacob 病 (p.126)

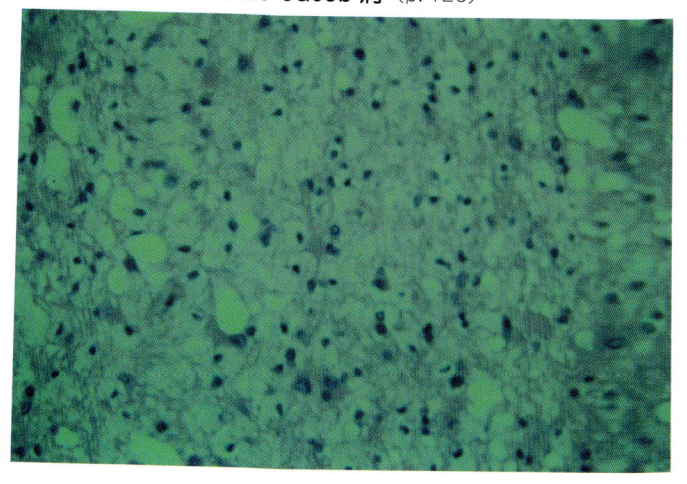

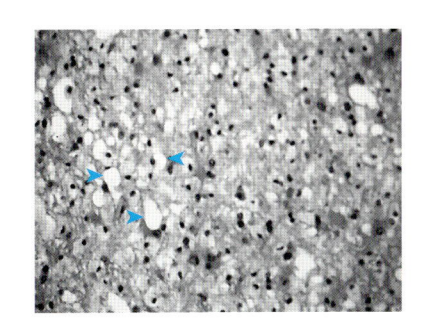

大脳皮質に空胞状変性（**矢印**）が目立つ。

カラーアトラス **37**

6. 腫 瘍

6-22 a　消化管 A（p.141, *Check Test 6-9*）

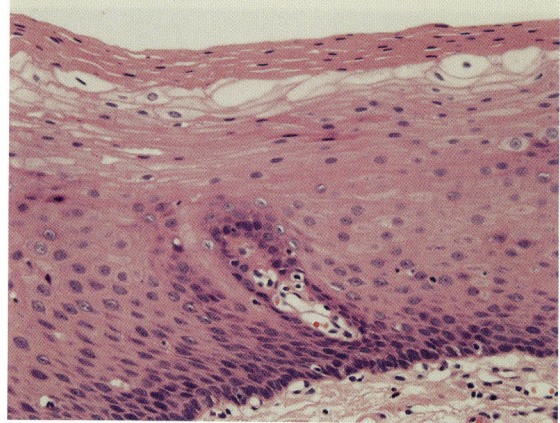

6-22 b　消化管 B（p.141, *Check Test 6-9*）

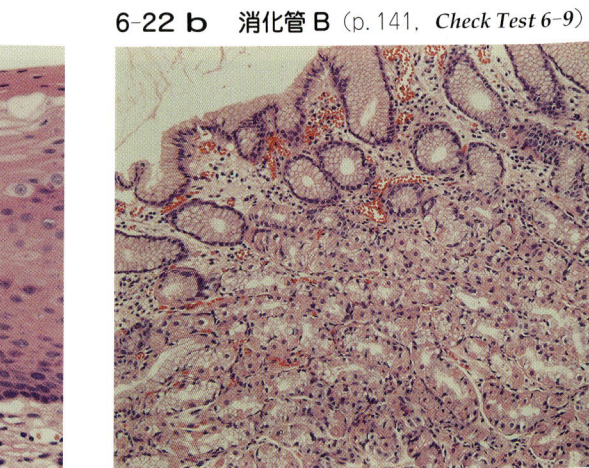

6-22 c　消化管 C（p.141, *Check Test 6-9*）

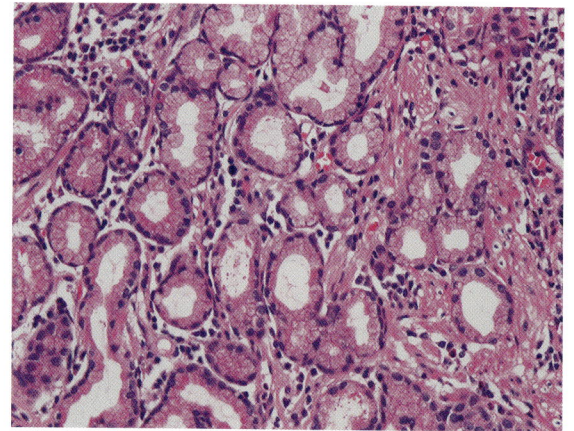

6-22 e　消化管 E（p.141, *Check Test 6-9*）

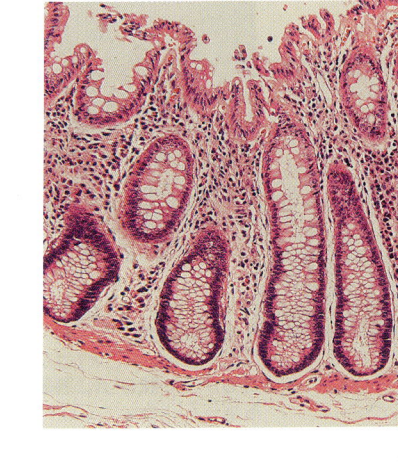

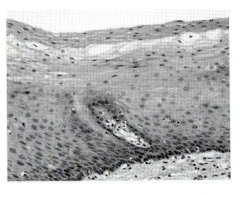

6-22 d　消化管 D（p.141, *Check Test 6-9*）

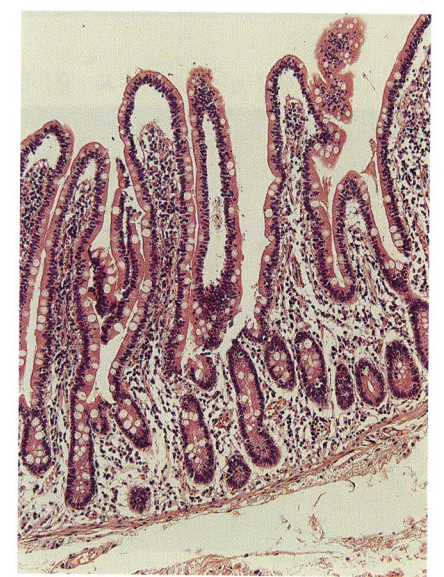

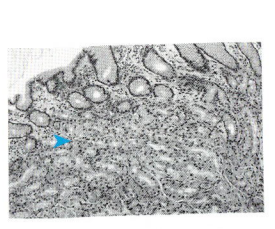

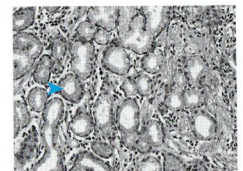

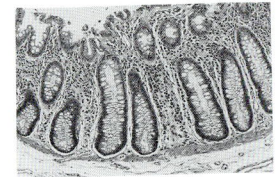

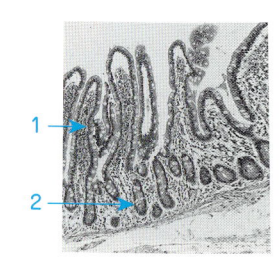

50

6. 腫 瘍

6-23 胃生検 (p.142, Check Test 6-12)

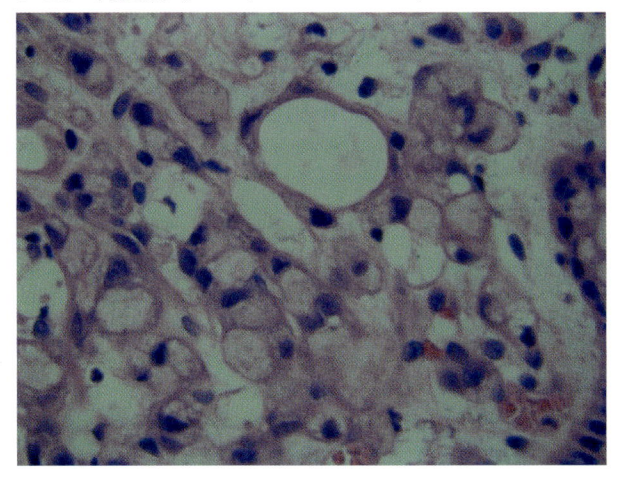

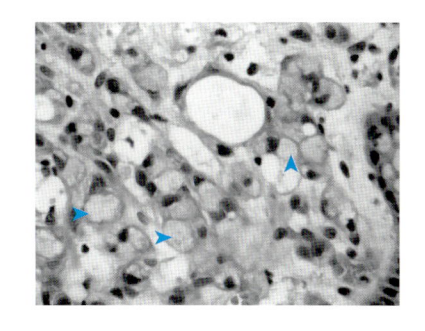

6-24 肝細胞癌 (p.143)

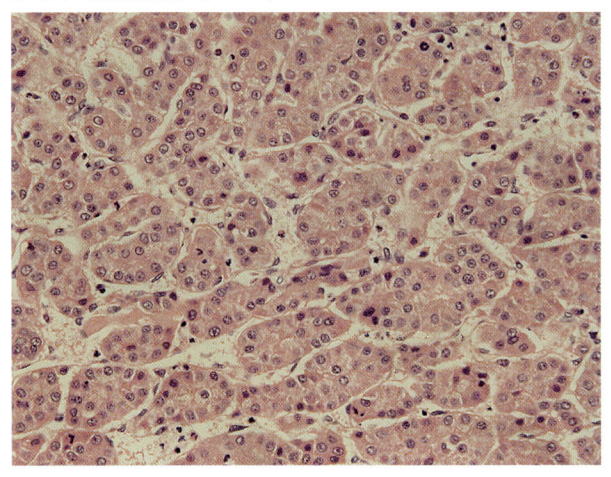

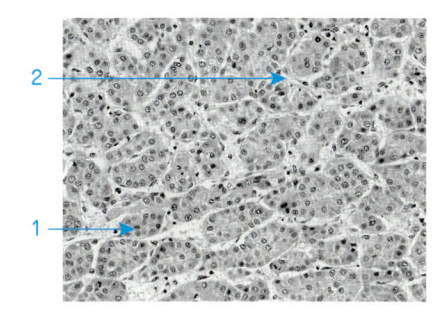

肝細胞癌は本来の肝細胞に類似し、腫瘍細胞が索状に増殖し（**矢印1**）、その間には類洞構造（**矢印2**）がある。

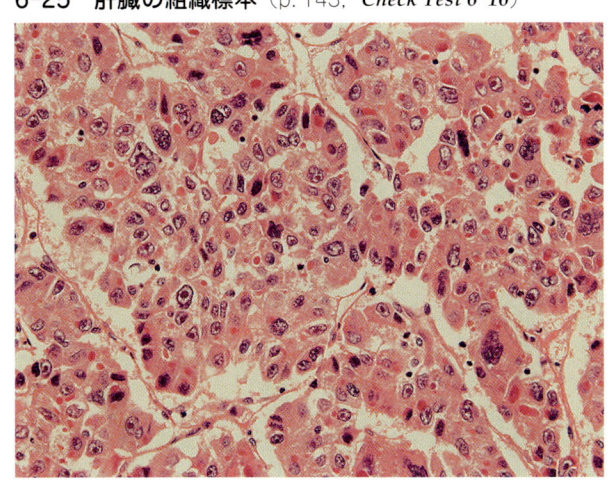

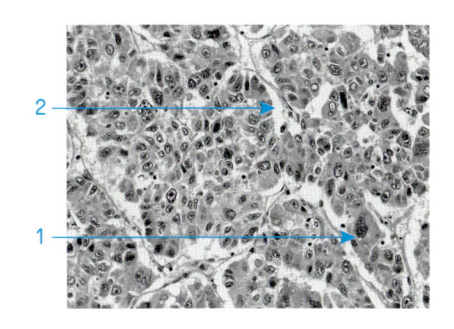

6-25 肝臓の組織標本 (p.143, Check Test 6-16)

カラーアトラス **51**

6. 腫瘍

6-31 腎明細胞癌（p.145）

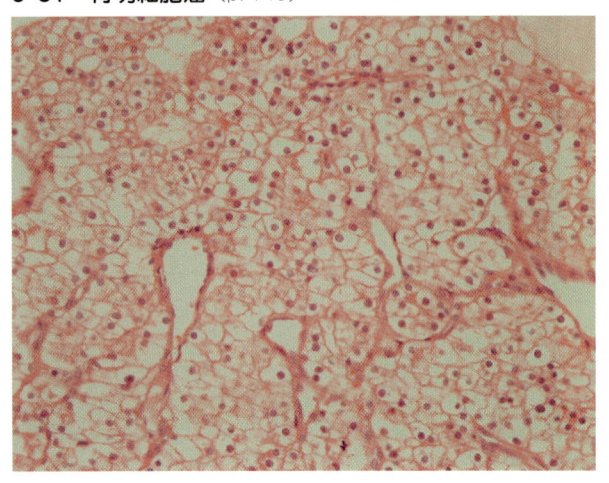

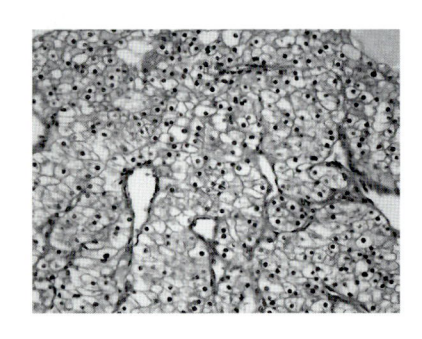

腎癌は，細胞質が淡明な細胞からなる明細胞癌が多い。

6-32 移行上皮癌（p.145）

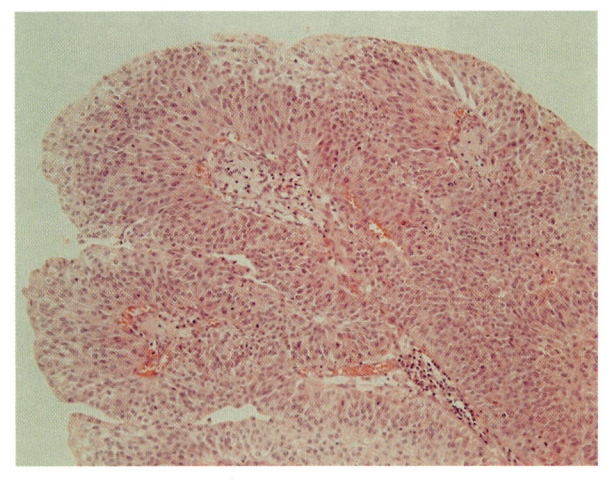

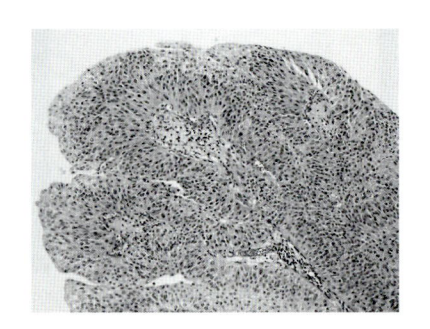

膀胱腫瘍の組織像である。
シート状の多層化した上皮性の癌細胞の増殖からなるが，扁平上皮癌と異なり角化はない。

6-33 組織像（p.146, *Check Test 6-24*）

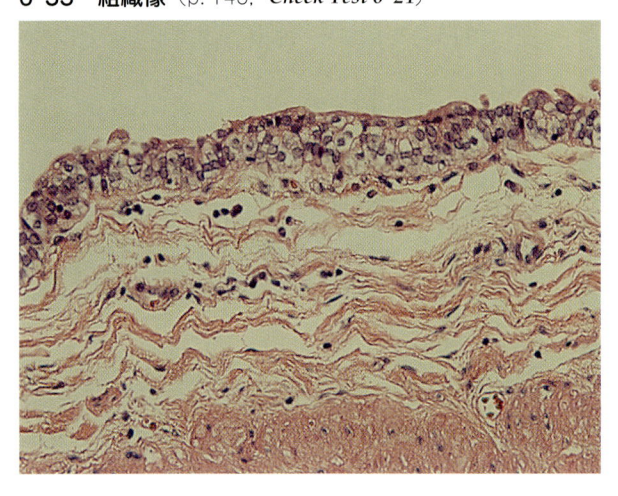

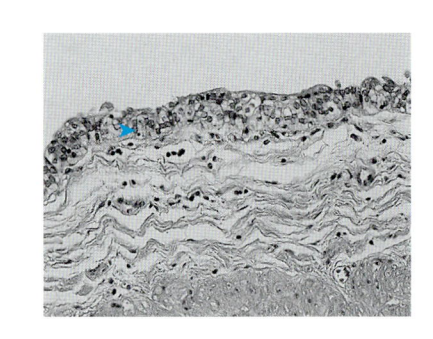

6. 腫　瘍

6-34　平滑筋腫の肉眼像 (p.147)

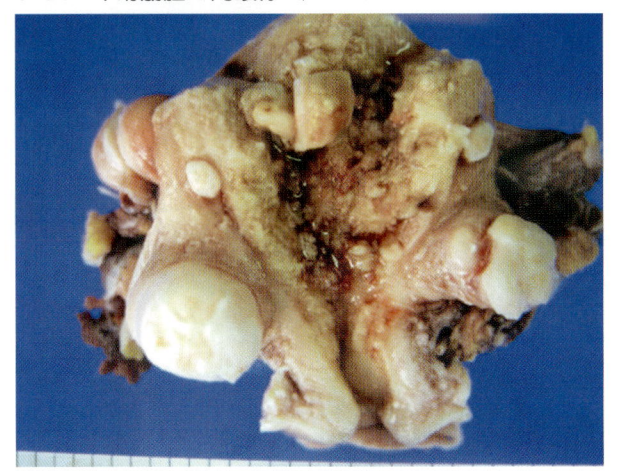

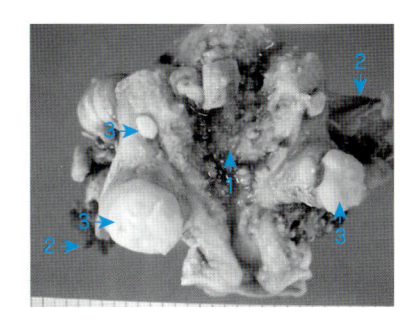

摘出された子宮の壁を切開し，内腔（**矢印1**）を開いた標本である。左右の卵管，卵巣（**矢印2**）がみえ，子宮壁には多数の腫瘤（**矢印3**）がみえる。

6-35a　胞状奇胎の肉眼像 (p.147)

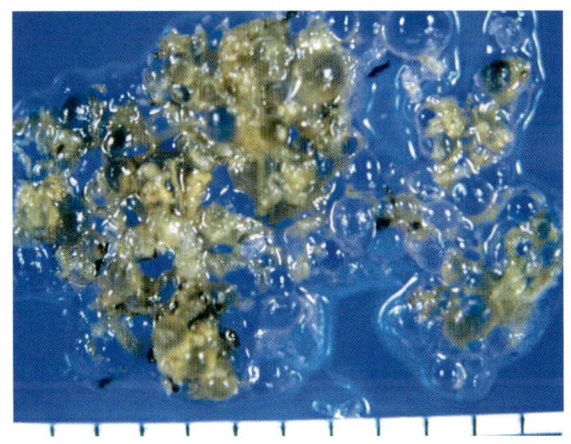

6-35b　胞状奇胎の組織像 (p.147)

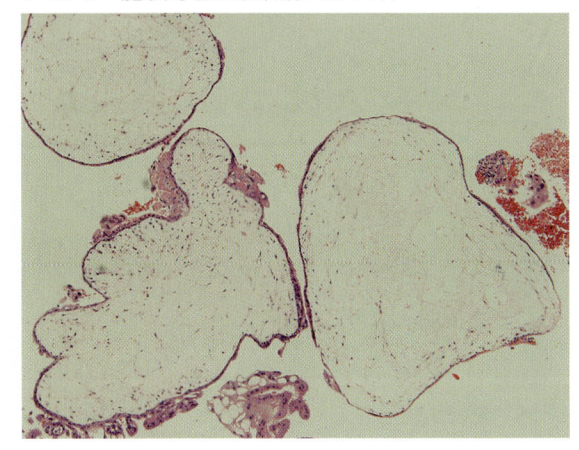

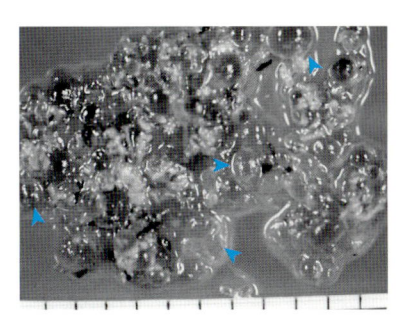

胞状奇胎は子宮内腔の掻爬によって治癒するが，これは掻爬された検体である。
肉眼的にはぶどうの房状の嚢胞状構造物（**矢印**）がみられる。

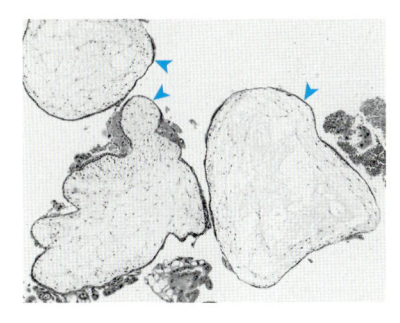

組織学的には絨毛（**矢印**）が浮腫性に腫大しているのがわかる。

カラーアトラス　**55**

6. 腫瘍

6-36 絨毛癌（p.147）

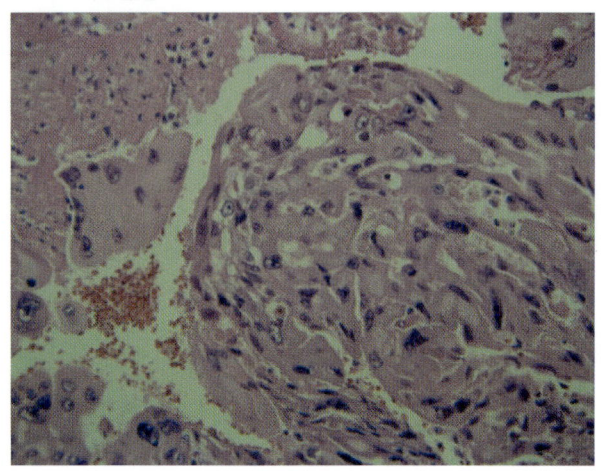

出血（**矢印1**）を伴い，絨毛由来の核の異型の強い細胞（**矢印2**）の増殖がある．

6-37 組織像（p.147，*Check Test 6-28*）

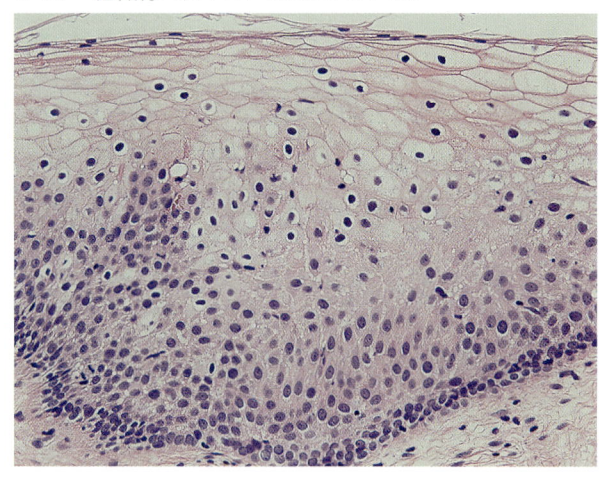

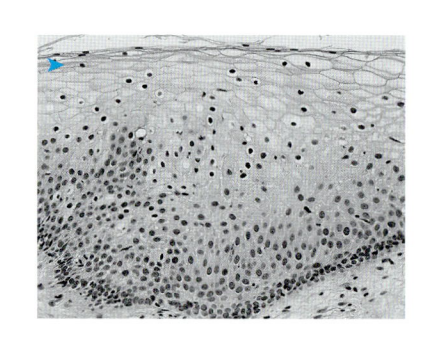

6-38 粘液性嚢胞腺腫（p.148）

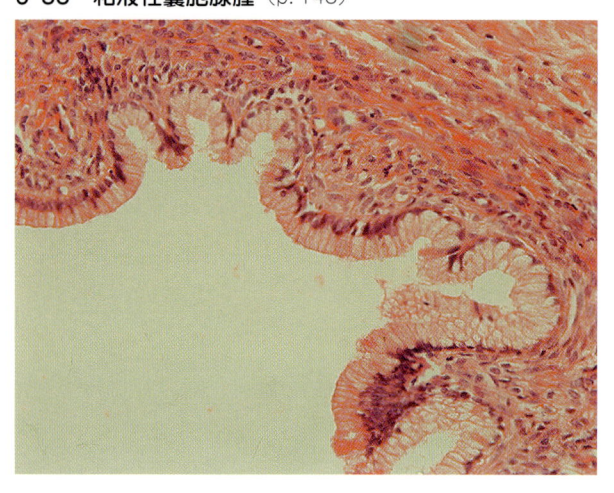

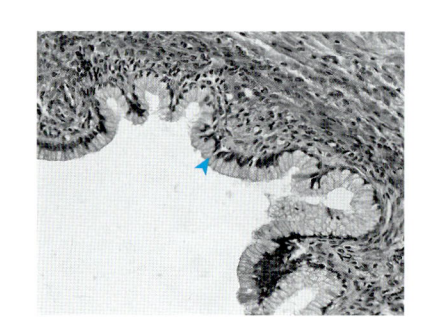

卵巣腫瘍の組織像である．
嚢胞を裏打ちする細胞には粘液空胞（**矢印**）があり，異型の軽い核が基底部にある．

6. 腫瘍

6-39 漿液性嚢胞腺癌（p.148）

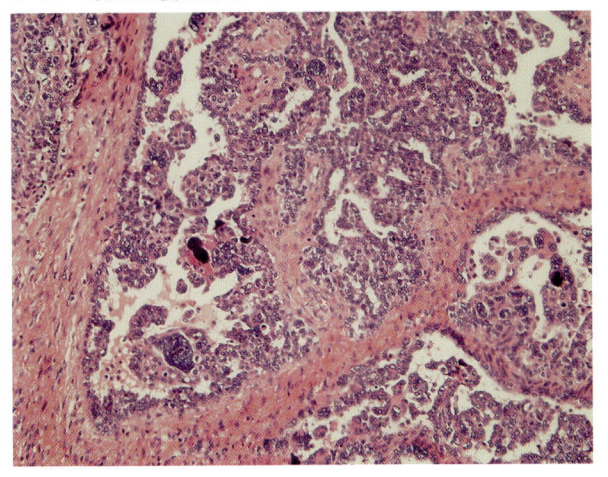

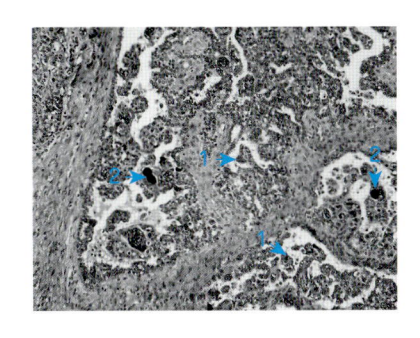

卵巣腫瘍の組織像である。
腫瘍細胞が乳頭状に増殖し（**矢印1**），粘液はなく，石灰化小体（**矢印2**）がある。

6-40 明細胞癌（p.148）

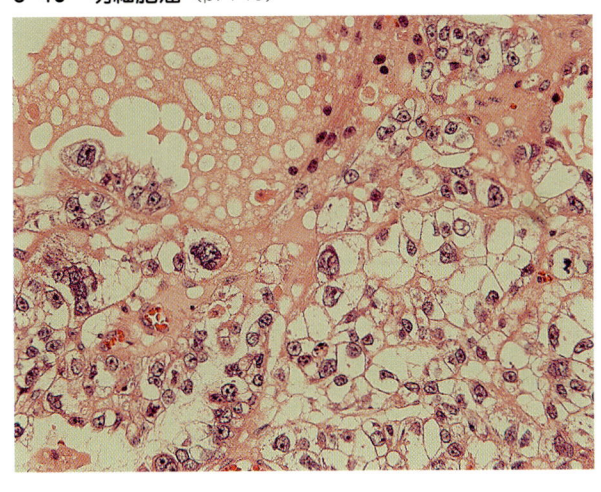

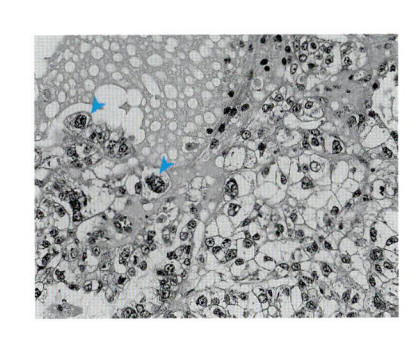

卵巣腫瘍の組織像である。
腫瘍細胞の細胞質は明るく，鋲状（**矢印**）にみえるものもある。

6-41 成熟嚢胞性奇形腫（p.148）

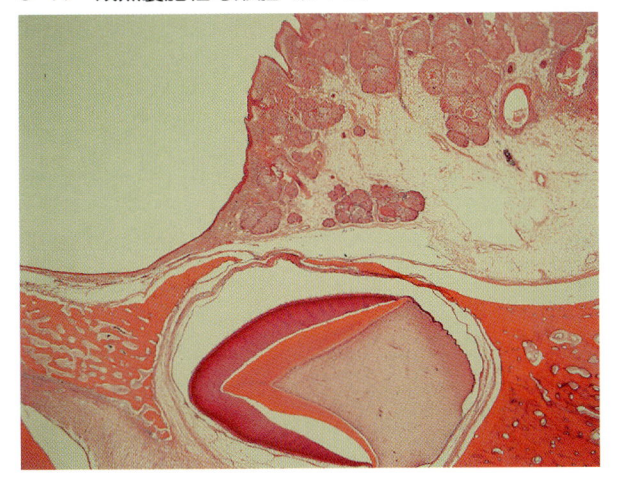

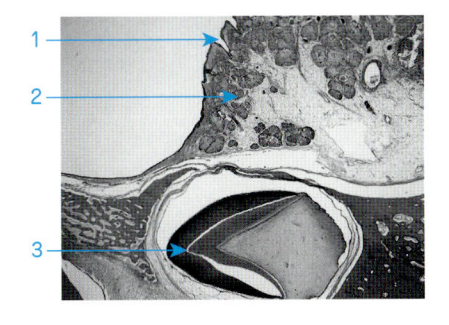

卵巣腫瘍の組織像である。
角化重層扁平上皮（**矢印1**），皮脂腺（**矢印2**），歯牙（**矢印3**）がある。

6. 腫瘍

6-43 顆粒膜細胞腫（p.148）

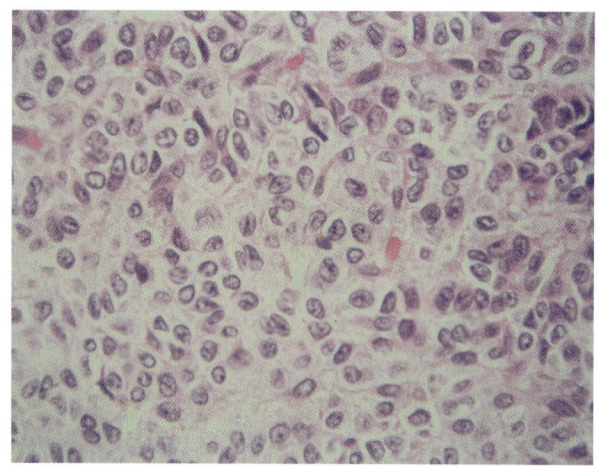

卵巣腫瘍の組織像である。
コーヒー豆状の切れ込みのある核が特徴的な腫瘍である。

6-43 乳房 Paget 病（p.148）

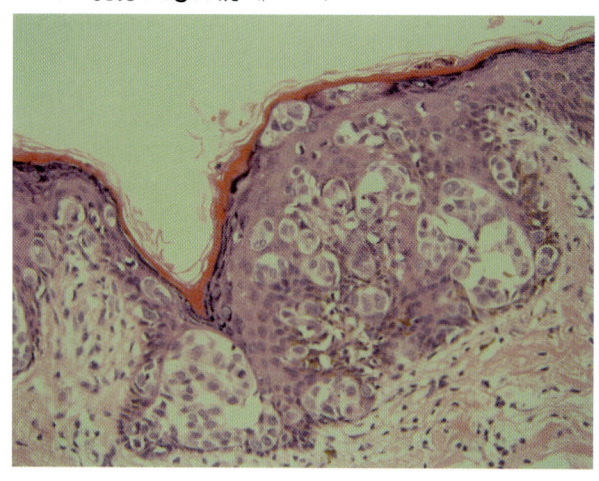

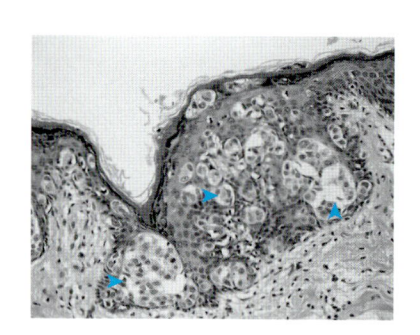

表皮内の細胞質の明るい，大型で，核の異型のある細胞（矢印）の増殖がみえる。

6-44 乳腺線維腺腫（p.148）

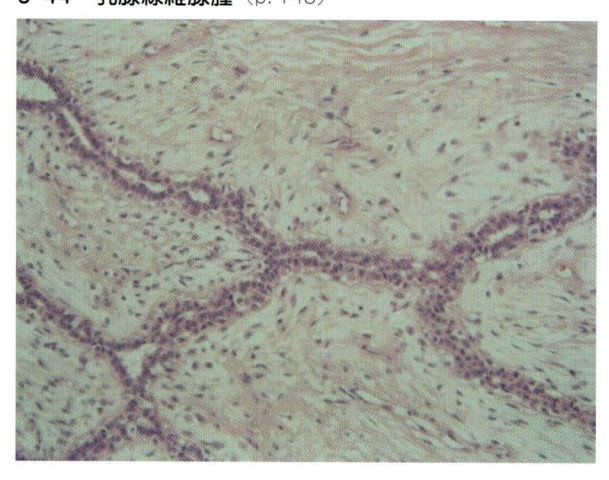

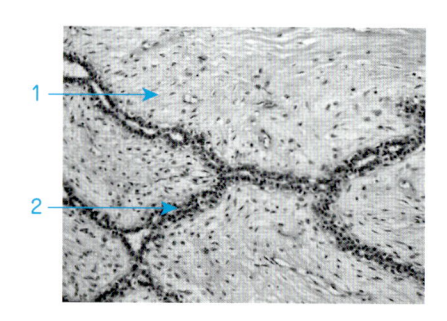

浮腫状の間質（矢印1）に圧排された分枝状の腺管（矢印2）の増生がみえる。

6. 腫 瘍

6-45 基底細胞癌（p.149）

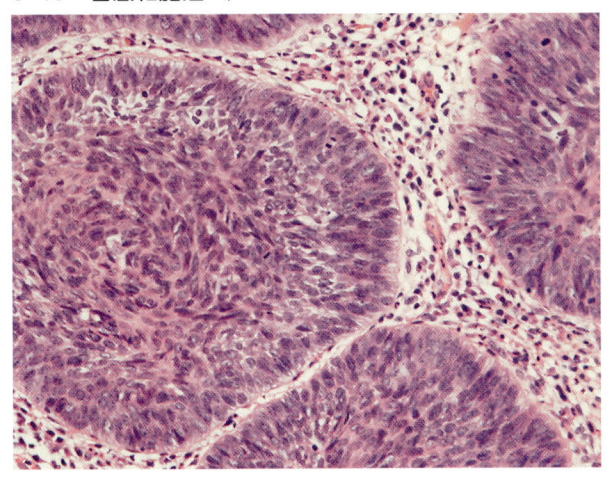

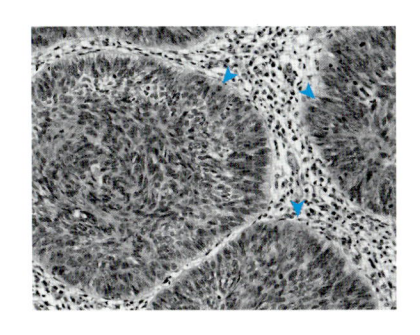

表皮基底細胞に類似し，細胞質の少ない，類円形の核を有する細胞が増殖している。腫瘍細胞巣の辺縁部（矢印）では，核が柵状に配列している。

6-46 悪性黒色腫（p.149）

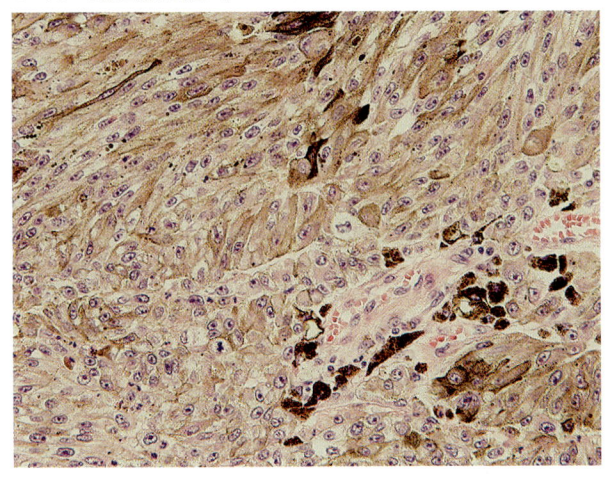

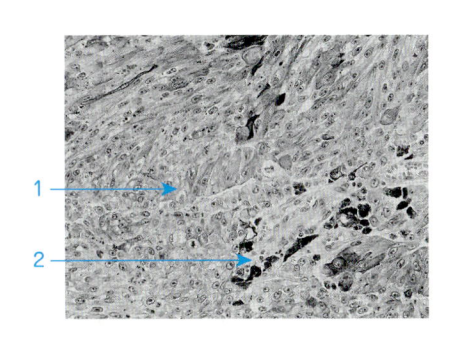

核の大小不同，異型の強い細胞（矢印1）がメラニン色素（矢印2）を伴い増殖している。

6-47 甲状腺乳頭癌（p.149）

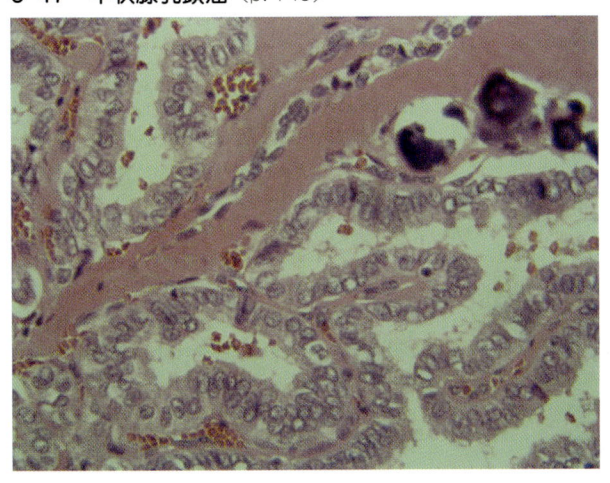

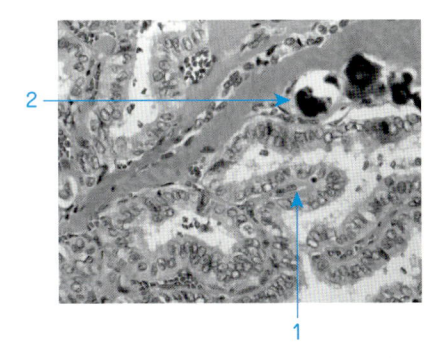

乳頭状に増殖し（矢印1），核はスリガラス状である。また石灰化小体（矢印2）もみえる。

カラーアトラス 59

6. 腫 瘍

6-48 甲状腺髄様癌 (p.149)

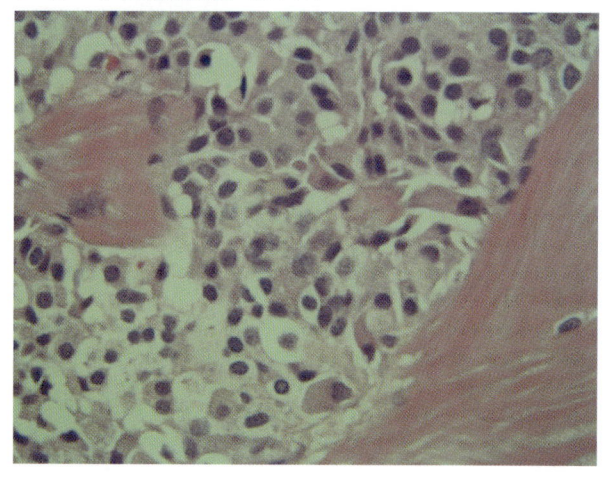

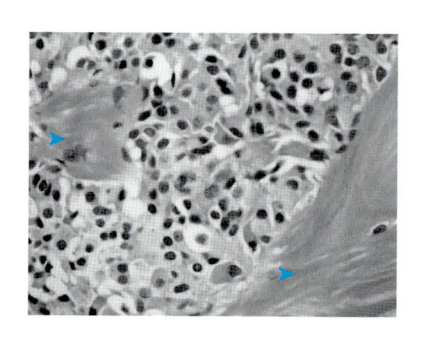

腫瘍細胞は髄様に増殖し,アミロイドの沈着(矢印)がある。

6-49 骨巨細胞腫 (p.150)

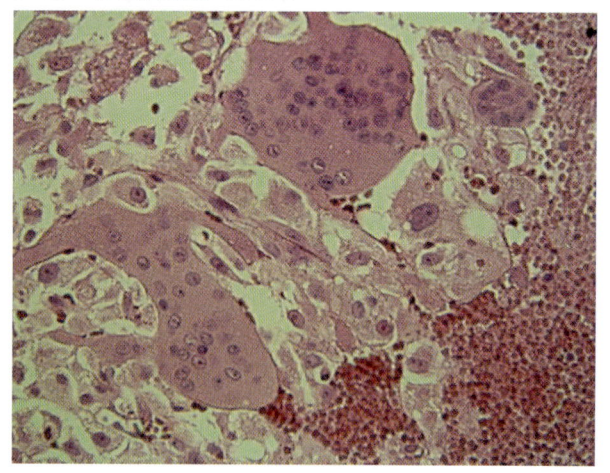

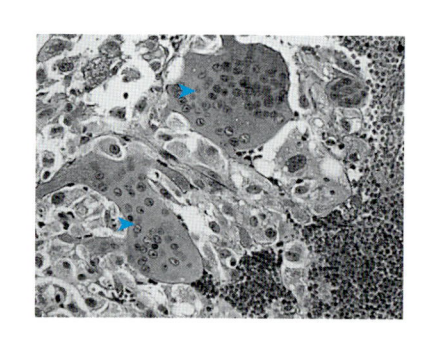

多核の巨細胞(矢印)の増殖がある。

6-50 骨肉腫 (p.150)

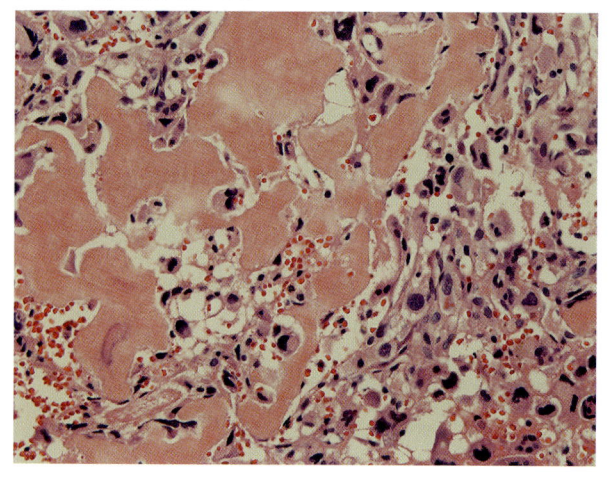

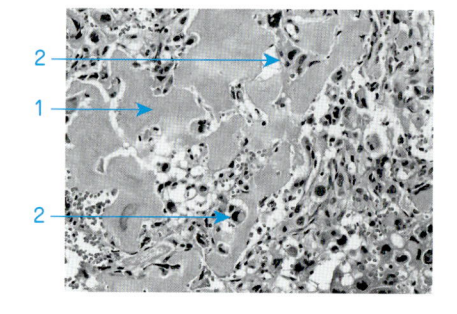

類骨(矢印1)を形成する異型の強い腫瘍細胞(矢印2)の増殖がある。

6. 腫 瘍

6-51 軟骨肉腫（p.150）

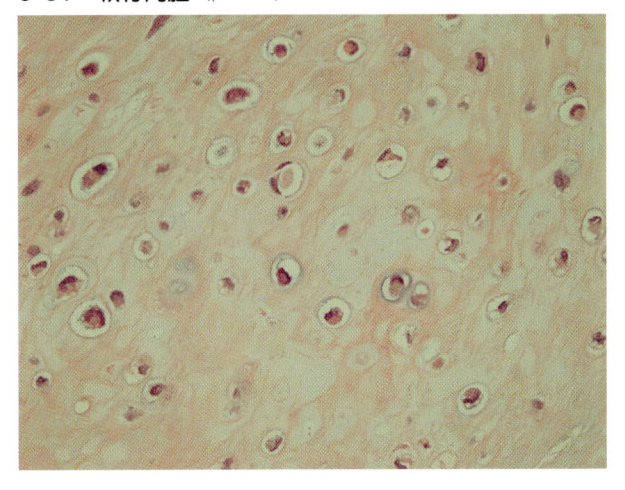

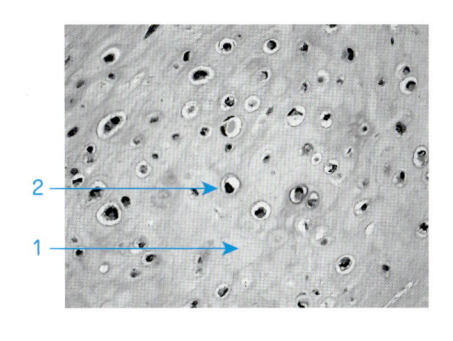

青い軟骨基質（**矢印1**）を伴い，異型細胞の増殖がある（**矢印2**）。

6-52 星細胞腫（p.150）

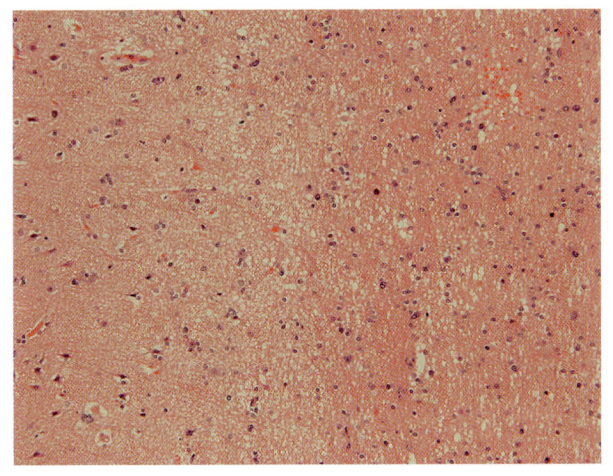

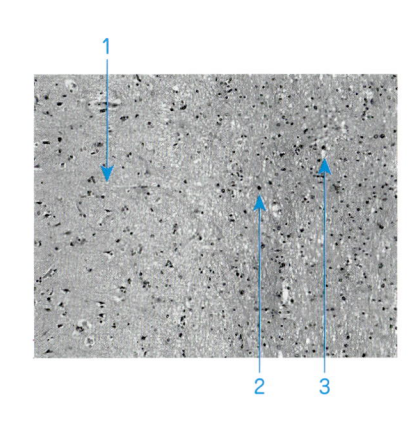

脳腫瘍（大脳）の組織像である。
腫瘍のない部分では背景が密である（**矢印1**）。しかし，星細胞腫の部分では，グリア細胞（**矢印2**）が増殖しており，基質に多数の空胞（**矢印3**）がみえる。

6-53 （多形）膠芽腫（p.150）

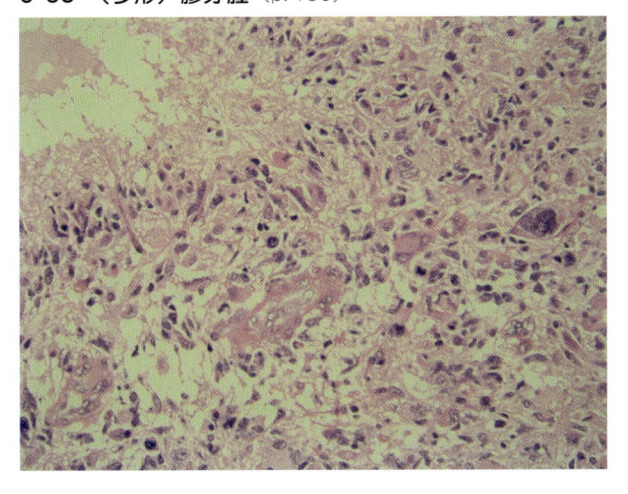

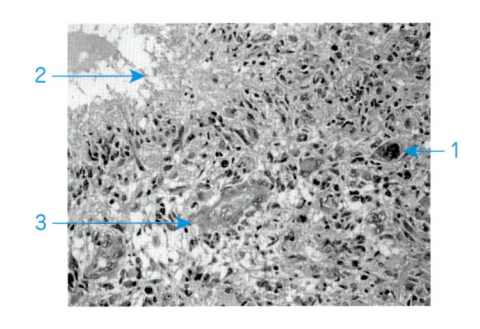

脳腫瘍（大脳）の組織像である。
核の大小不同を示すグリア系細胞の増殖（**矢印1**），壊死（**矢印2**），毛細血管の増生（**矢印3**）がある。

6. 腫瘍

6-54　上衣腫（p.150）

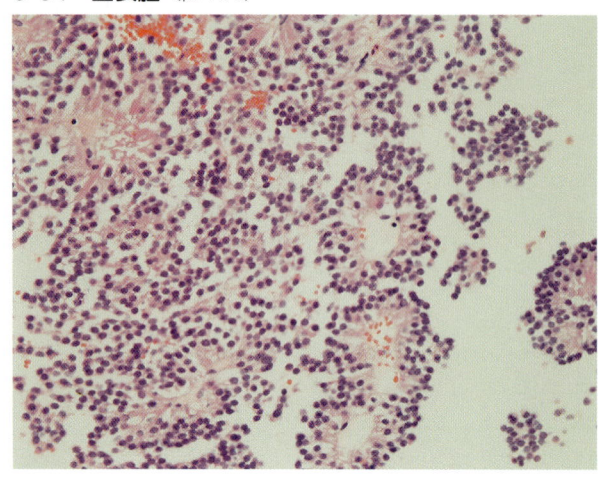

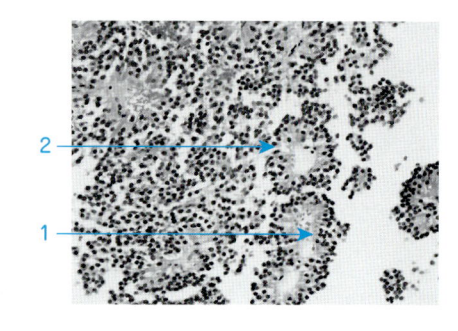

大脳の脳室内面を覆う上皮から発生する腫瘍である。
血管（**矢印1**）周囲に花弁状に腫瘍細胞（**矢印2**）が増殖している。

6-55　髄芽腫（p.150）

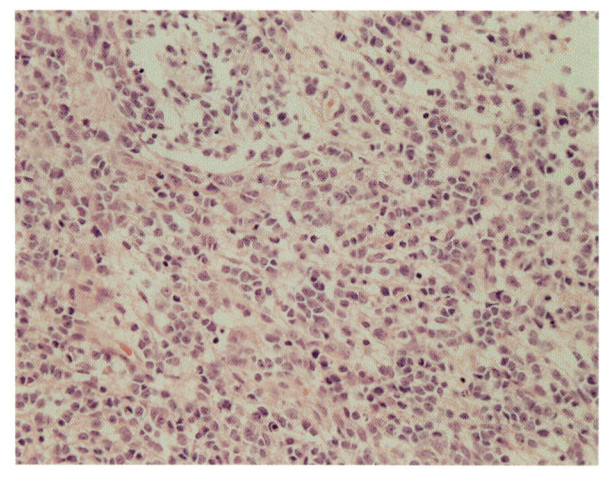

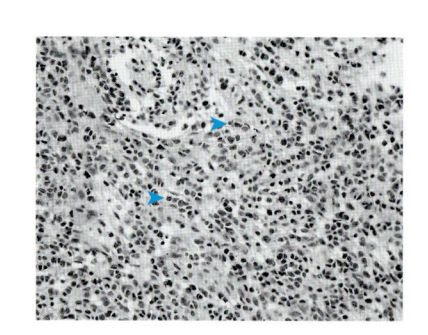

小児の小脳虫部より発生した腫瘍の組織像である。
未分化な細胞質の少ない，類円形の核（**矢印**）を有する細胞の増殖からなる。

6-56　神経鞘腫（p.150）

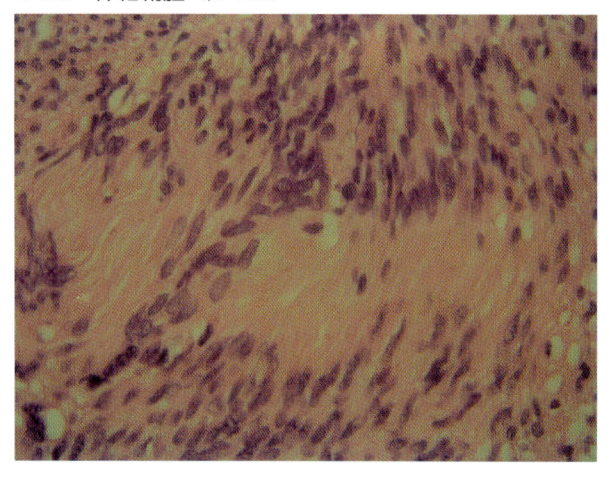

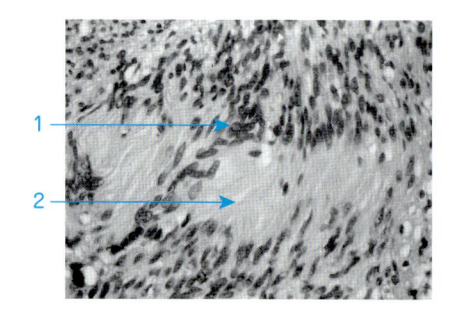

小脳橋角部にある聴神経より発生した腫瘍の組織像である。紡錘形の核を有する細胞の増殖があり，核が柵状に並んでいる部分（**矢印1**）と核が少ない部分（**矢印2**）が縞状にみえる。

6. 腫　瘍

6-57　髄膜腫（p.150）

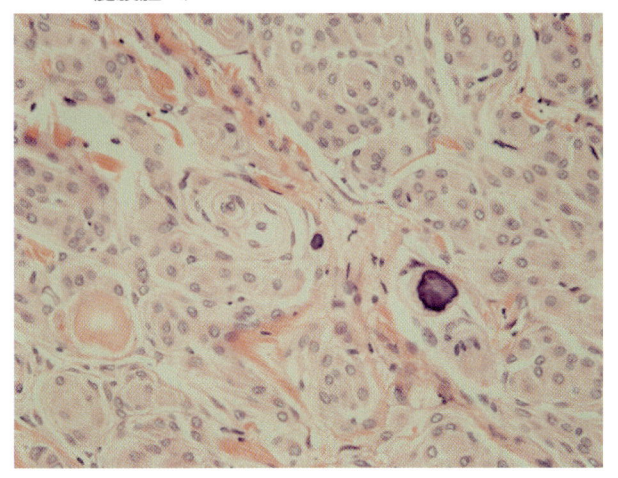

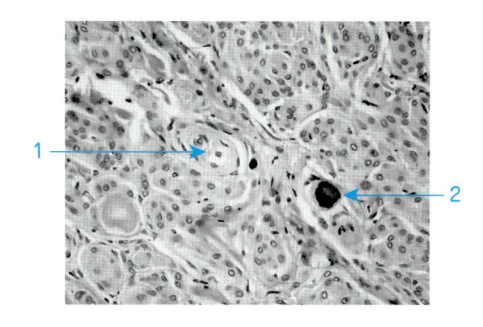

脳や脊髄の硬膜から発生した腫瘍である。
やや細胞質の広い細胞が一部渦巻き状に増殖し（矢印1），石灰化小体（矢印2）もみえる。

6-58　頭蓋咽頭腫（p.150）

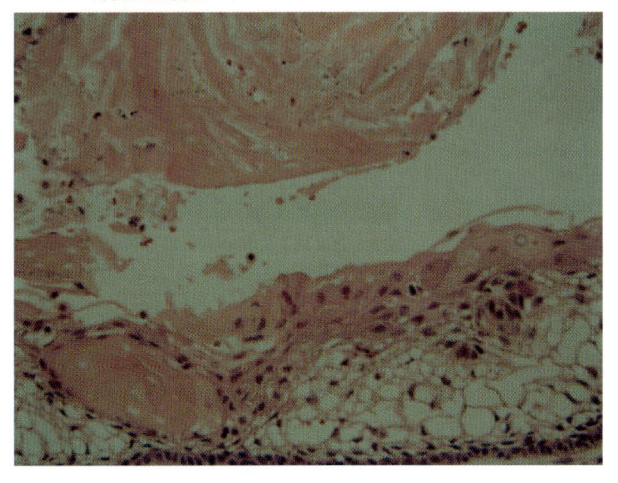

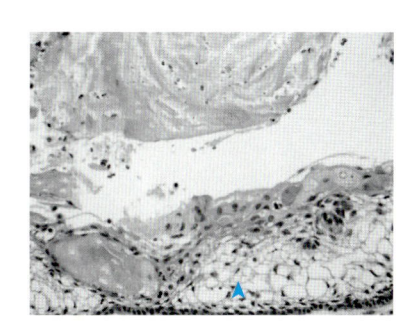

トルコ鞍上部に発生した囊胞を伴う腫瘤の組織像である。扁平上皮様細胞ないし，網状の歯原上皮細胞（矢印）が細胞集団をつくって増殖しているのがみえる。

6-59　正常骨髄（p.151）

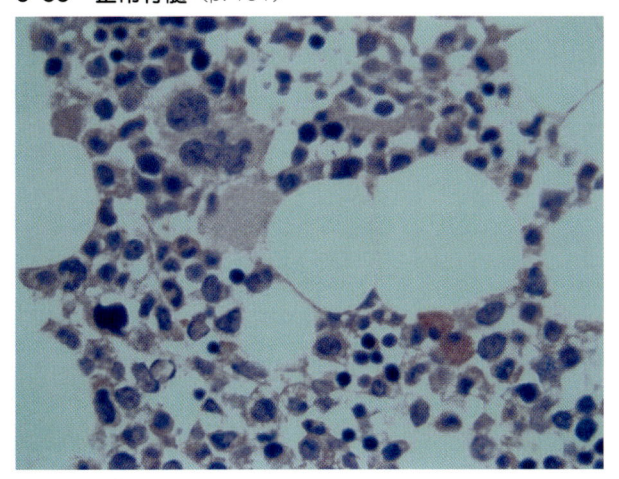

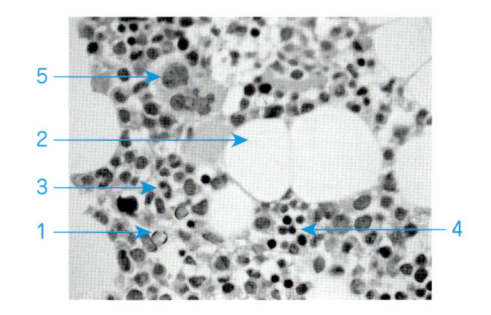

正常では細胞（矢印1）：脂肪（矢印2）比は1：1であり，核が淡く，分葉状の細胞もみえる顆粒球系細胞（矢印3）と，円形の濃染する核が集まり，島状に集簇している赤芽球（矢印4）の比が約3：1である。大型の細胞は巨核球（矢印5）である。

カラーアトラス　**63**

6. 腫 瘍

6-60 再生不良性貧血（p. 151）

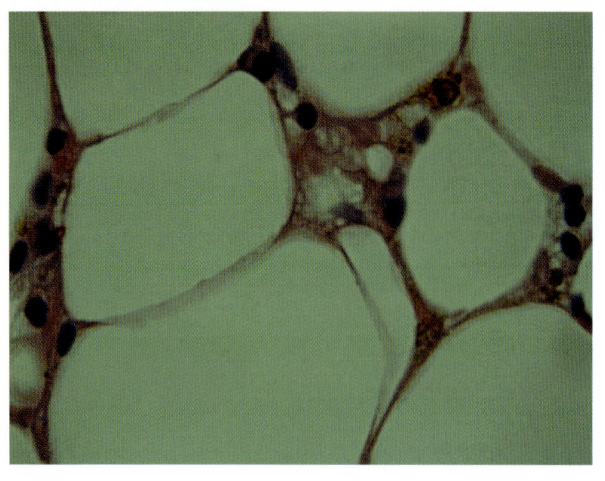

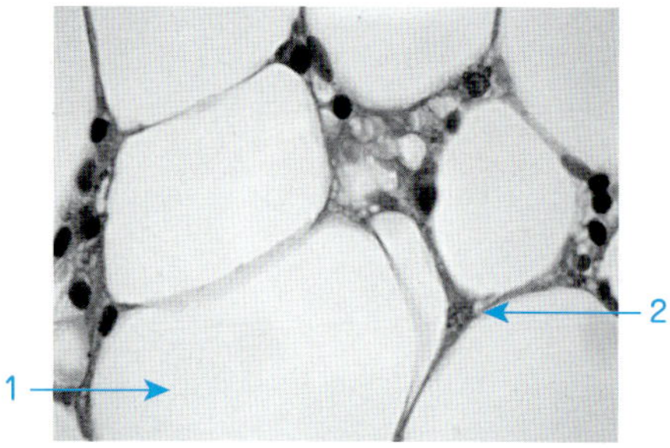

骨髄は3系統（赤芽球，顆粒球，巨核球）の著明な減少により，脂肪（**矢印1**）が大部分を占め，低形成となっている。頻回の輸血により，鉄である茶色のヘモジデリンが沈着している（**矢印2**）。

6-61 巨赤芽球性貧血（p. 152）

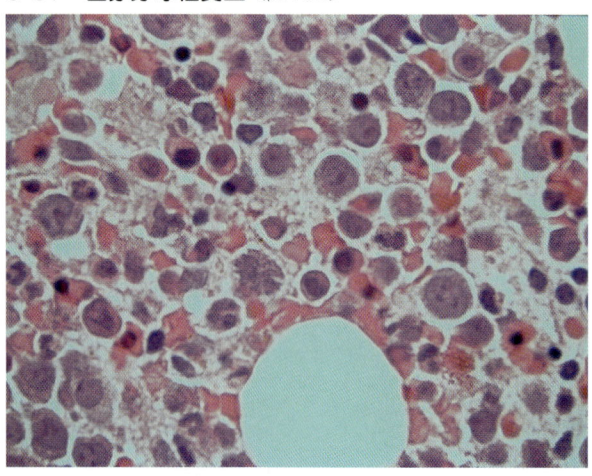

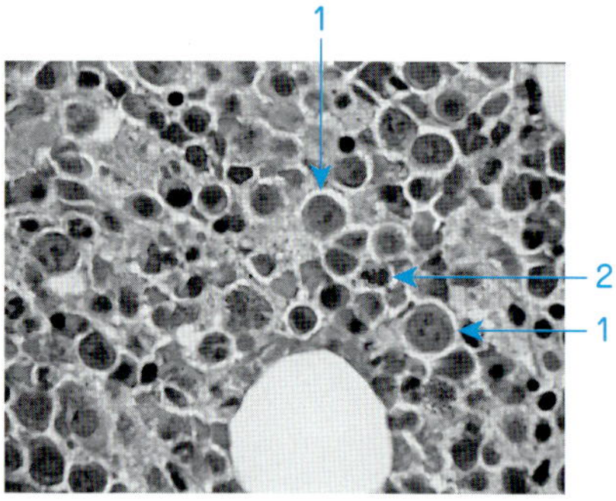

大型の赤芽球の増殖（**矢印1**）と，過分葉の顆粒球系細胞がある（**矢印2**）。

6-62 急性前骨髄球性白血病（p. 153）
骨髄吸引塗沫標本（May-Giemsa）染色

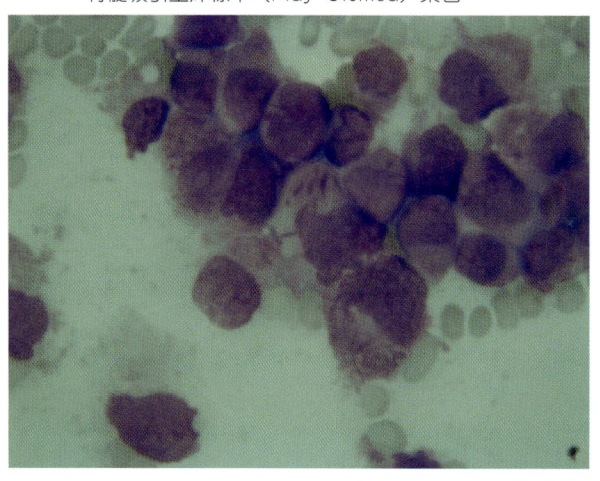

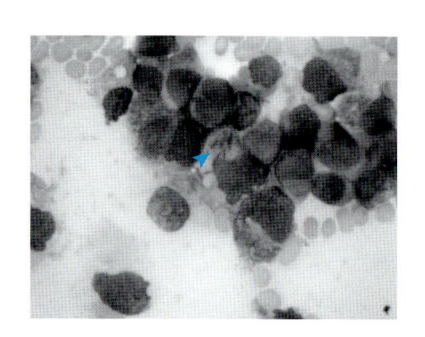

芽球の増殖があり，針状のAuer小体（**矢印**）を多数有する細胞がある。

6. 腫瘍

6-63 慢性骨髄性白血病（p.153）

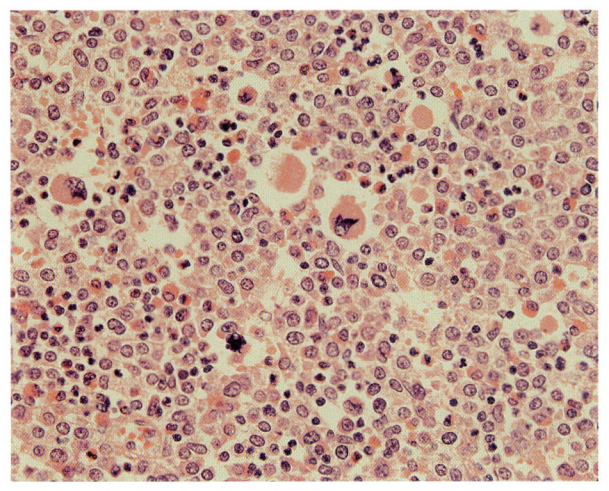

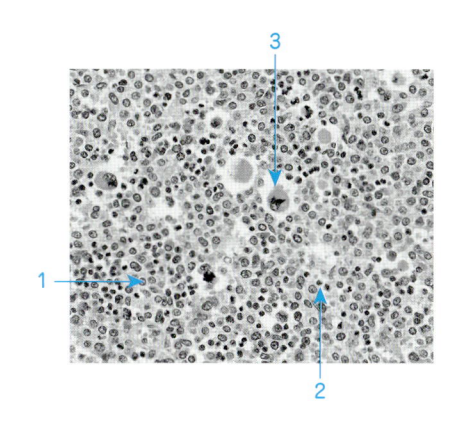

幼若な顆粒球系細胞（**矢印1**）とともに，成熟した（分葉した）顆粒球系細胞（**矢印2**），巨核球（**矢印3**）も増殖している。

6-64 慢性リンパ性白血病（p.153）

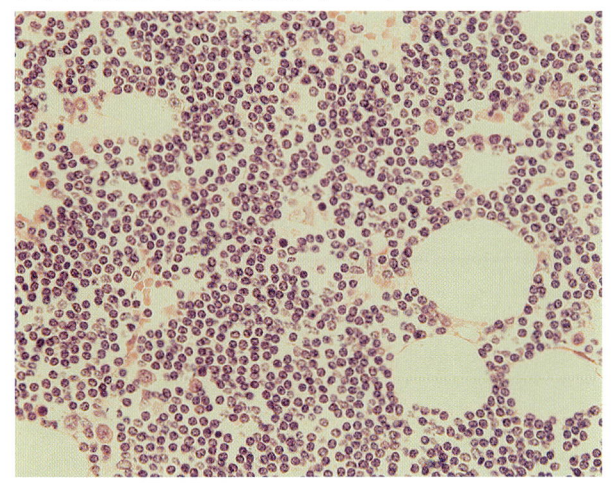

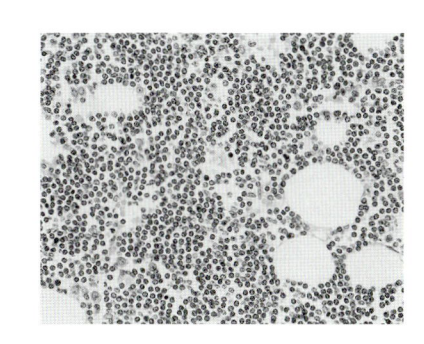

小型の類円形の核，少ない細胞質からなる成熟リンパ球のびまん性増殖からなる。

6-65 成人T細胞白血病（p.153）

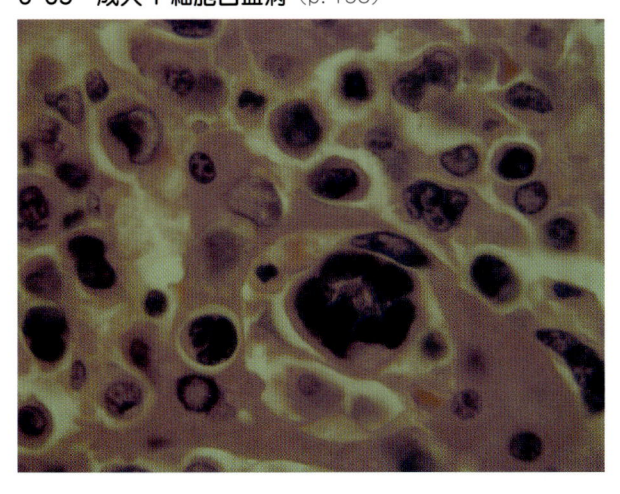

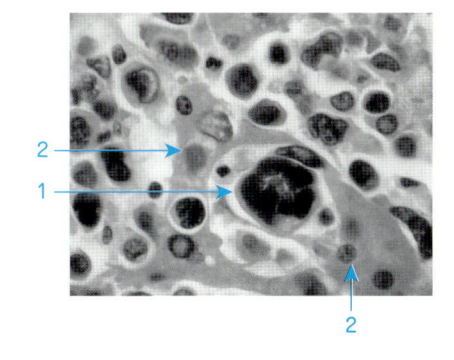

肝臓にT細胞白血病細胞が浸潤した組織像である。花弁状の核の腫瘍細胞（**矢印1**）がみえる。周囲にあるのは肝細胞索（**矢印2**）である。

カラーアトラス **65**

6. 腫瘍

6-66　Hodgkinリンパ腫（p.153）

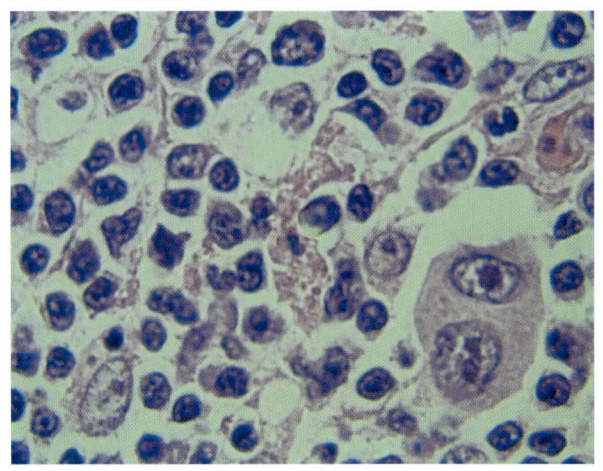

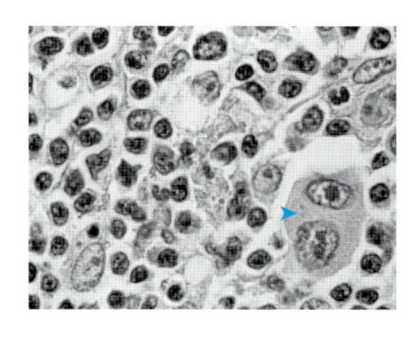

核小体が目立ち，鏡面像を示す，2核のReed-Sternberg細胞（**矢印**）がある。

6-67 a　濾胞性リンパ腫（p.153）

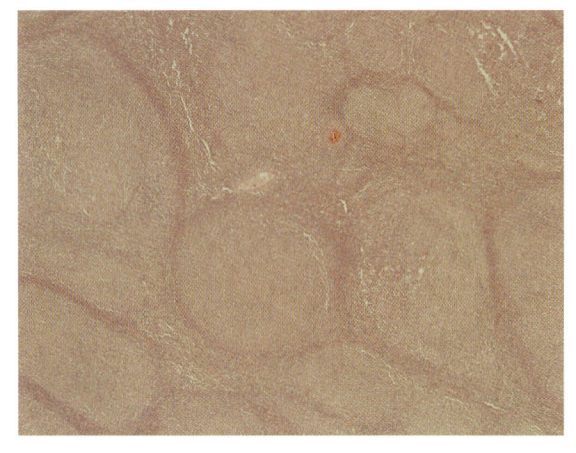

6-67 b　濾胞過形成（p.153）

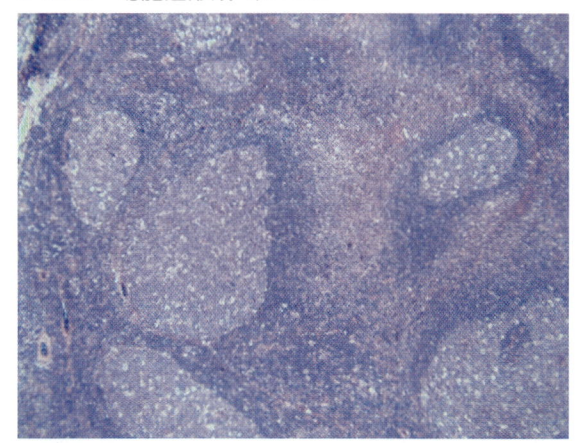

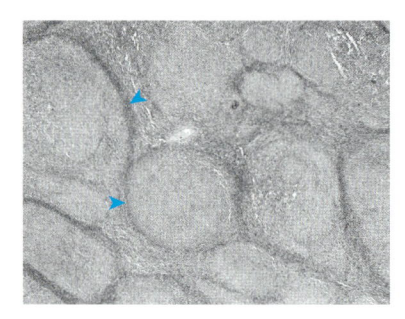

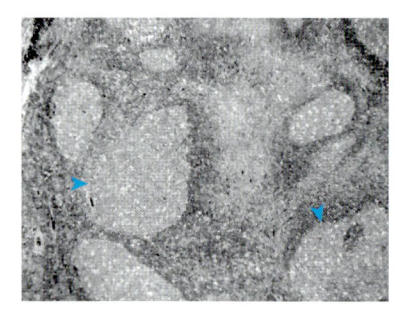

濾胞性リンパ腫と濾胞過形成では，ともに濾胞（**矢印**）が増殖している。反応性の濾胞過形成では濾胞内の細胞と濾胞周囲の細胞の形態が異なるが，濾胞性リンパ腫ではこれらの細胞の違いがあまりない。

6. 腫瘍

6-68 びまん性大細胞性リンパ腫（p.153）

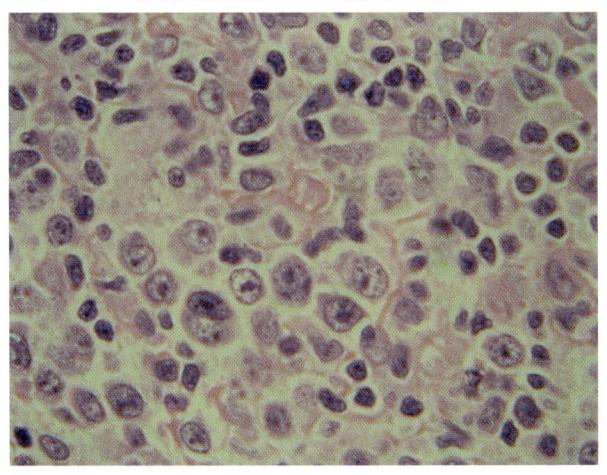

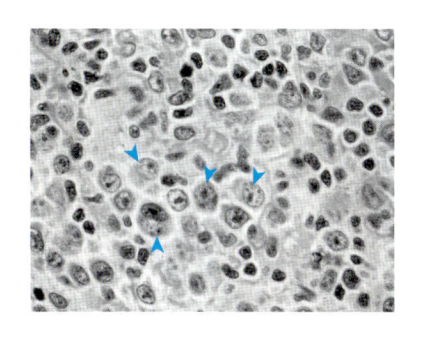

大型の類円形を示す腫瘍細胞（矢印）が上皮性結合を示さず増殖している。

6-69 Burkitt リンパ腫（p.153）

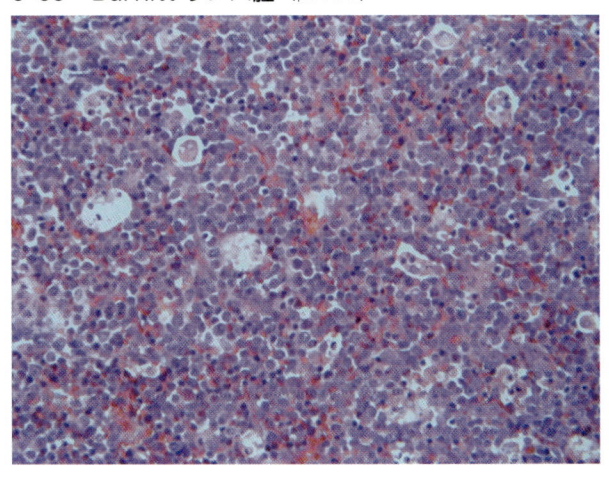

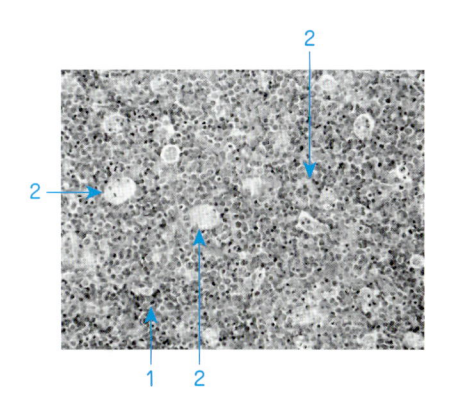

やや密に増殖する腫瘍性リンパ球（矢印1）の背景に組織球（矢印2）が散在してみられ，あたかも夜空の星のようにみえる。

6-70 多発性骨髄腫（p.153）

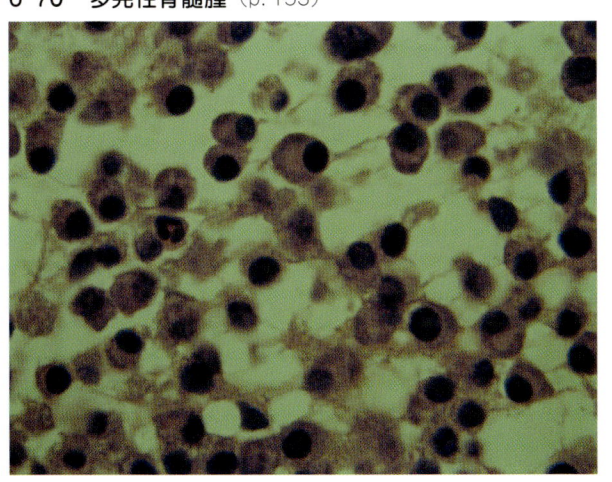

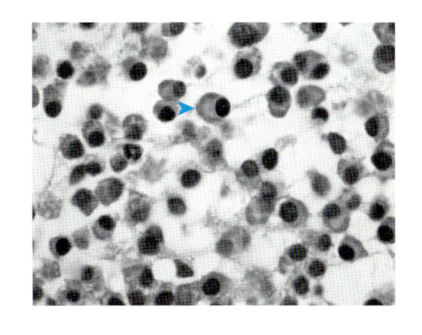

核が偏在し，核周囲に明庭のある形質細胞由来の腫瘍細胞（矢印）が多数増殖している。

カラーアトラス **67**

6. 腫瘍

6-76　副腎皮質腺腫（p.158）

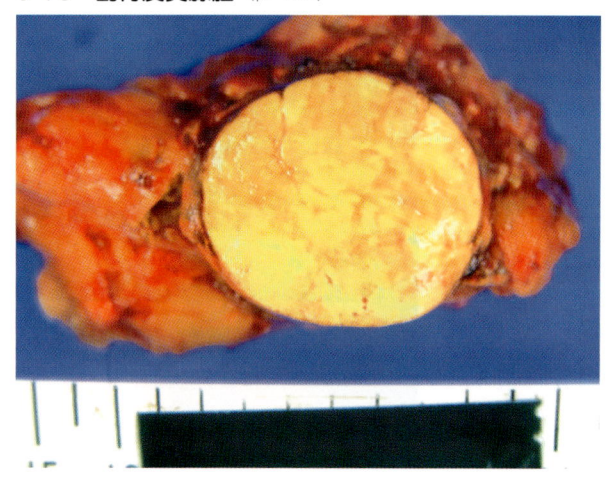

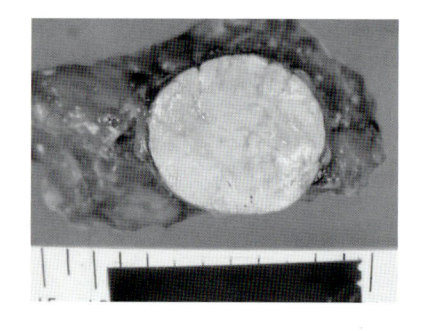

正常副腎皮質と同じく鮮やかな黄色を示す腫瘤である。

6-77　Waterhouse-Friderichsen 症候群（p.159）

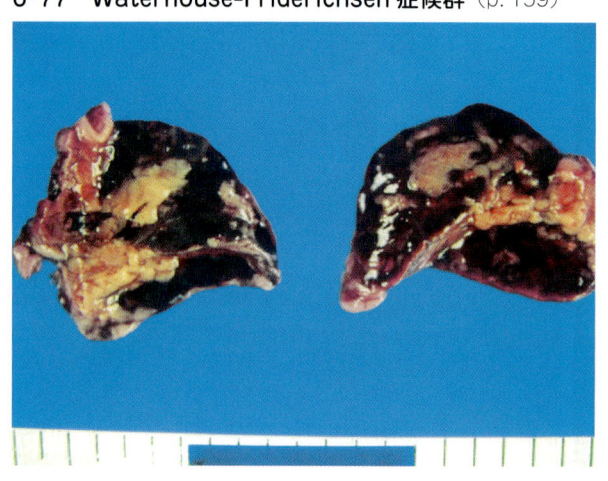

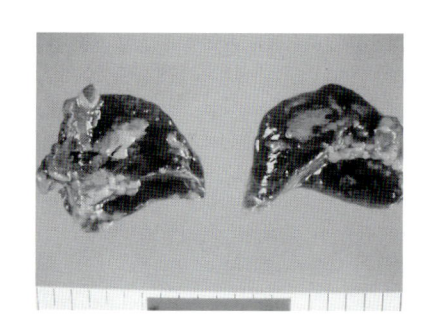

両側の副腎の出血が著明で壊死に陥っている。

6-78　組織像（p.159, *Check Test 6-52*）

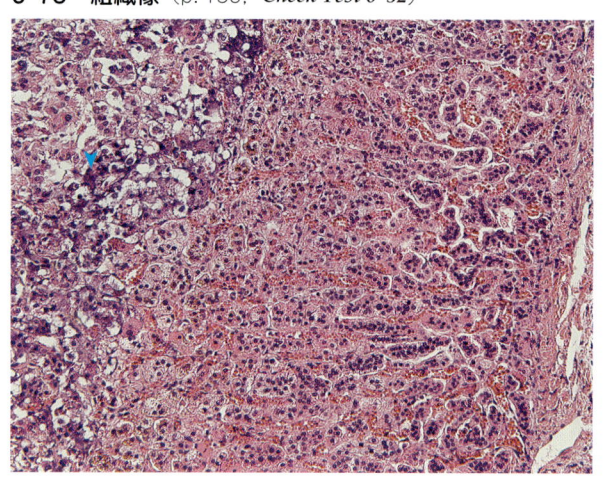

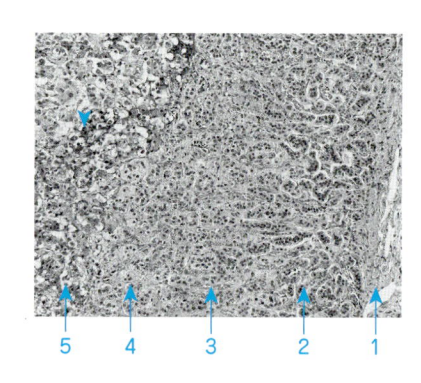

7. その他の疾患

7-1 結腸憩室（p.161）

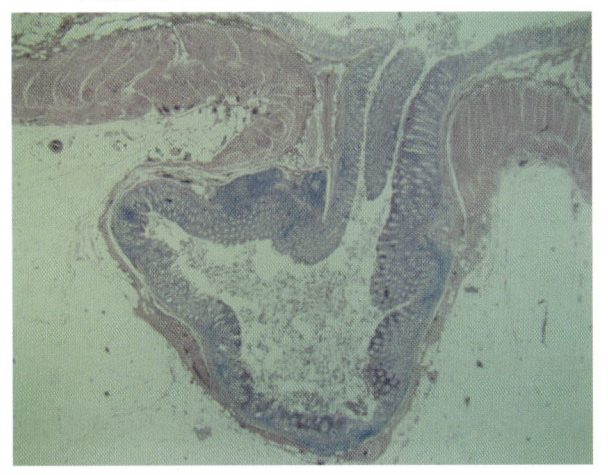

固有筋層（矢印1）の隙間の動静脈（矢印2）が交通している部分から粘膜（矢印3）が脱出している。

7-2 Alzheimer病（p.161）

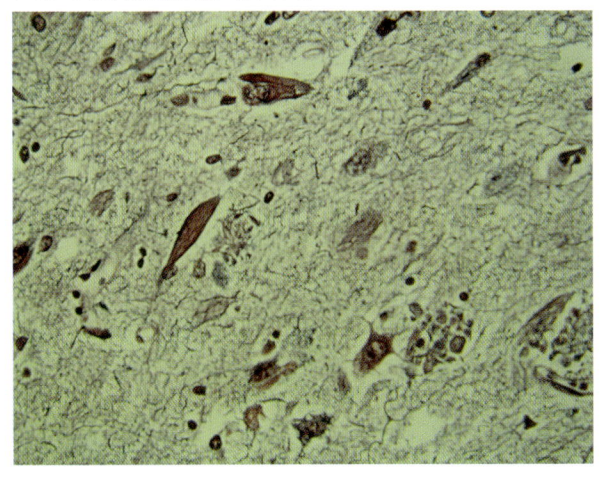

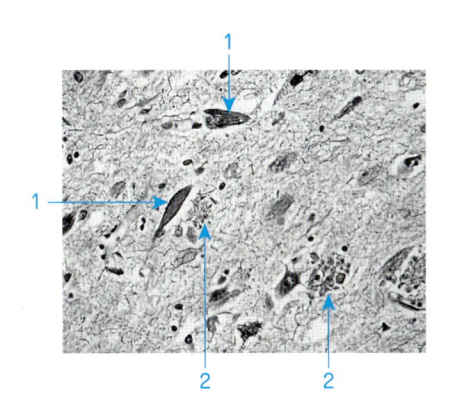

大脳海馬の組織像である。
鍍銀染色では炎状のAlzheimer原線維変化（矢印1）と老人斑（矢印2）がみえる。

7-3 Parkinson病の中脳（p.161）

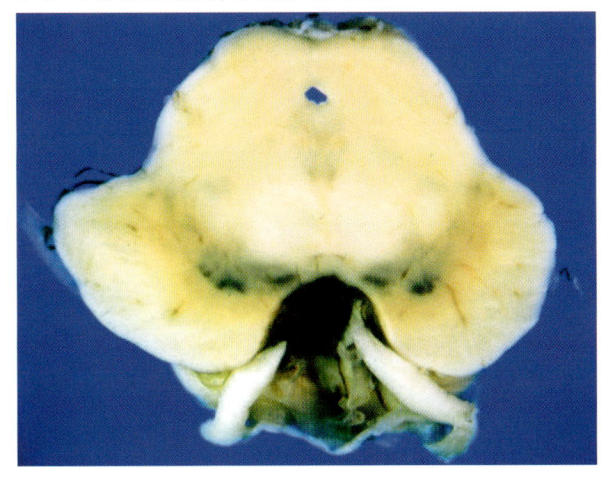

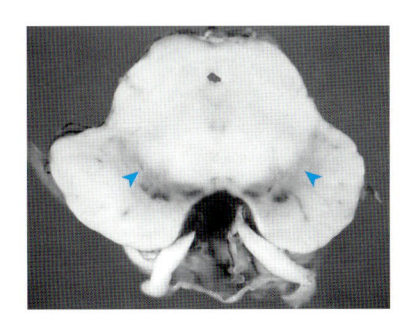

メラニンを有する神経細胞があり，正常では肉眼的に黒くみえる黒質（矢印）の色が，Parkinson病では淡くなっている。

7. その他の疾患

7-4 Parkinson 病でみられる Lewy 小体 (p.161)

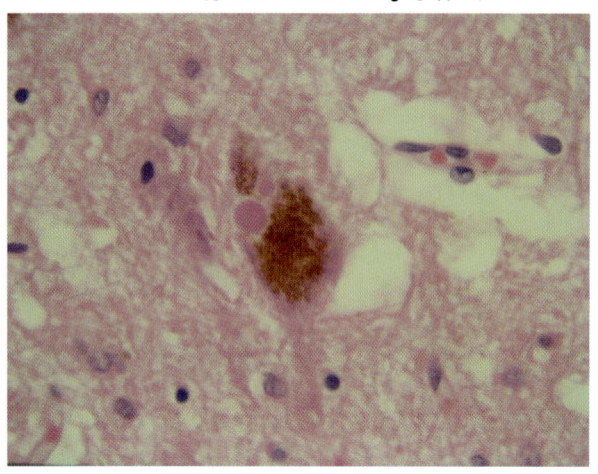

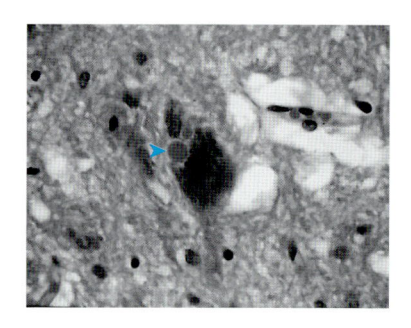

中脳黒質に残ったメラニンを有する神経細胞には, 細胞質に赤い Lewy 小体 (**矢印**) がみえる。

7-5 Huntington 病 (p.162)

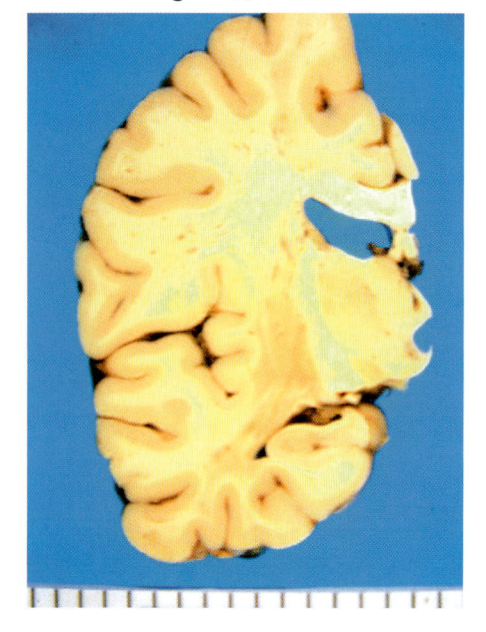

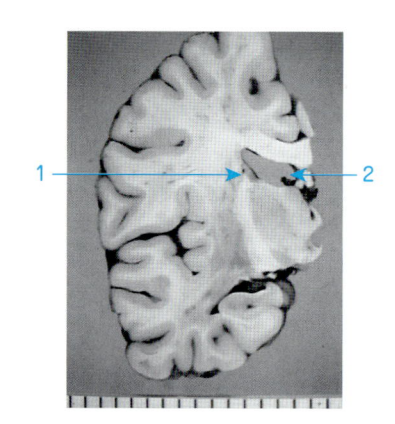

尾状核が萎縮し (**矢印1**), 側脳室が拡張している (**矢印2**)。標本は大脳の片側のみである。

7. その他の疾患

7-6 筋萎縮性側索硬化症（p.162）

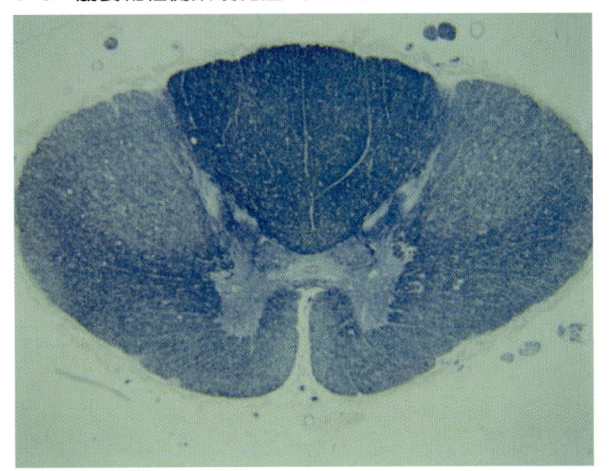

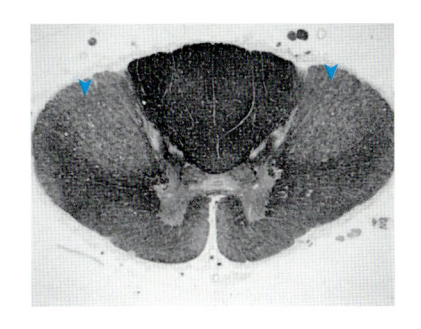

脊髄の組織像である。
運動神経が走行する側索（**矢印**）が髄鞘を染める KB 染色で淡くなっている。

カラーアトラス索引

あ

アスペルギルス症，肺/*25*/5-13
アミロイドーシス，十二指腸/*9*/3-8 a, b
アミロイドーシス，心筋/*17*/4-8
アミロイドーシス，腎/*33*/5-31
アメーバ性大腸炎/*30*/5-24
亜急性甲状腺炎/*69*/6-73
悪性黒色腫/*59*/6-46
胃癌（印環細胞癌）/*48*/6-18
胃癌（印環細胞癌）/*51*/6-23
胃癌（スキルス癌）/*48*/6-19
胃癌（腺癌）の腹水の細胞診像/*45*/6-10
胃底腺の組織像/*50*/6-22 b
ウイルス性肝炎の好酸小体/*5*/2-4
壊死性血管炎，つつが虫病による/*27*/5-18

か

カルチノイドの組織像，小腸/*49*/6-20 b
カルチノイドの肉眼像，小腸/*49*/6-20 a
下肢潰瘍/*6*/3-1
家族性大腸腺腫症/*1*/1-2
顆粒膜細胞腫，卵巣/*58*/6-42
疥癬/*40*/5-47
潰瘍性大腸炎/*29*/5-22
肝硬変/*31*/5-26
肝細胞癌/*51*/6-24, 25
肝臓のうっ血の組織像/*14*/4-1
完全大血管転位症/*3*/1-5
冠動脈内膜の石灰化/*14*/4-3
冠動脈の粥腫の破綻/*14*/4-2
冠動脈の線維脂質斑/*11*/3-12
感染性心内膜炎/*26*/5-15
癌性髄膜症/*36*/5-41
癌性リンパ管症の組織像，気管支/*53*/6-29 b
癌性リンパ管症の肉眼像，気管支/*53*/6-29 a
気管支喘息/*28*/5-20
気管支肺胞上皮癌/*52*/6-27
基底細胞癌/*59*/6-45
偽膜性腸炎の組織像/*30*/5-23 b
偽膜性腸炎の肉眼像/*30*/5-23 a
急性糸球体腎炎/*33*/5-32
急性前骨髄球性白血病/*64*/6-62
急性虫垂炎/*21*/5-2
急性肺炎/*21*/5-1
急速進行性糸球体腎炎/*33*/5-33
巨細胞性動脈炎/*27*/5-17
巨赤芽球性貧血/*64*/6-61
胸腺腫/*53*/6-30
筋萎縮性側索硬化症，脊髄/*73*/7-6
クリプトコッカス症，肺/*24*/5-11
結核性髄膜炎/*36*/5-40
結腸・直腸の組織像/*50*/6-22 e
結腸憩室/*71*/7-1
結腸粘膜（正常）/*43*/6-6
結腸の腺腫軽度～中程度異型/*44*/6-7
結腸の腺腫内癌/*44*/6-8
結腸壁の構造/*44*/6-9
原発性胆汁性肝硬変/*31*/5-27
甲状腺髄様癌/*60*/6-48
甲状腺乳頭癌/*59*/6-47
甲状腺の組織像/*69*/6-74
高血圧性脳出血，大脳基底核/*19*/4-14
黒色表皮腫/*41*/5-51
骨格筋の組織像/*15*/4-4 b
骨巨細胞腫/*60*/6-49
骨髄（正常）/*63*/6-59
骨髄腫腎/*35*/5-37
骨肉腫/*60*/6-50

さ

サイトメガロウイルス感染症，肺/*23*/5-9
サルコイドーシス，肺/*21*/5-3
左室肥大/*16*/4-7
再生不良性貧血/*64*/6-60
細菌性髄膜炎/*36*/5-39
子宮頸部の軽度異形成/*46*/6-13 b
子宮頸部の高度異形成/*46*/6-13 d
子宮頸部の上皮内癌/*47*/6-14
子宮頸部の中程度異形成/*46*/6-13 c
子宮頸部の扁平上皮円柱上皮境界部（正常）/*46*/6-13 a
子宮の平滑筋腫の組織像/*15*/4-4 e
子宮の平滑筋腫の肉眼像/*55*/6-34
糸球体，硝子化/*7*/3-5
糸球体の硝子血栓/*6*/3-3
脂肪肝，小滴性/*10*/3-10
脂肪肝，大滴性/*9*/3-9
色素性母斑/*12*/3-17
絨毛癌/*56*/6-36
小腸の組織像/*50*/6-22 d
漿液性嚢胞腺癌，卵巣/*57*/6-39
上衣腫/*62*/6-54
食道カンジダ症の組織像/*25*/5-12
食道カンジダ症の組織像/*26*/5-14 b
食道カンジダ症の内視鏡像/*26*/5-14 a
食道癌（扁平上皮癌）/*43*/6-5
食道静脈瘤破裂/*20*/4-17
食道の組織像/*50*/6-22 a
心筋，萎縮した/*4*/2-1
心筋梗塞（陳旧性）の硝子化した線維組織/*8*/3-6 a, b
心筋梗塞（陳旧性）の組織像/*16*/4-6
心筋梗塞の肉眼像/*16*/4-5
心筋の凝固壊死/*4*/2-2
心筋の組織像/*15*/4-4 a
心室中隔欠損症の自然閉鎖/*1*/1-3
神経鞘腫/*62*/6-56
尋常性乾癬/*40*/5-48
尋常性天疱瘡/*41*/5-50
腎明細胞癌/*54*/6-31
膵臓の組織像/*52*/6-26
髄芽腫/*62*/6-55
髄膜腫/*63*/6-57
髄膜白血病/*37*/5-42
成熟嚢胞性奇形腫，卵巣/*57*/6-41
成人 T 細胞白血病/*65*/6-65
星細胞腫/*61*/6-52
巣状糸球体硬化症/*32*/5-29

た

（多形）膠芽腫/*61*/6-53
多形腺腫/*47*/6-15
多発性筋炎，腸腰筋/*35*/5-38
多発性硬化症，延髄/*38*/5-44 a
多発性硬化症，延髄の血管/*38*/5-44 b
多発性骨髄腫/*67*/6-70
多発性嚢胞腎/*1*/1-1
大動脈解離/*18*/4-12

大動脈の脂肪線条の組織像/10/3-11 a
大動脈の脂肪線条の肉眼像/10/3-11 b
大動脈の組織像/18/4-13
大動脈の複合病変/11/3-13
大動脈壁の組織像/15/4-4 d
単純ヘルペスウイルス感染症,食道/23/5-8
腟上皮の組織像/56/6-37
腸上皮化生/42/6-1
直腸癌(腺癌)/43/6-4
頭蓋咽頭腫/63/6-58
糖尿病性腎症/6/3-2
動脈管(出生前)/2/1-4 a
動脈管の閉鎖/2/1-4 c
動脈管の閉鎖(出生直後)/2/1-4 b

な
軟骨肉腫/61/6-51
ニューモシスチス肺炎/24/5-10 a, b
二尖大動脈弁の石灰化/17/4-9
肉芽組織,皮膚の創傷/23/5-7
乳癌割面/42/6-2
乳癌の石灰化/13/3-18
乳腺線維腺腫/58/6-44
乳房 Paget 病/58/6-43
粘液性囊胞腺腫,卵巣/56/6-38
脳動脈瘤クリッピング術後に破裂した脳動脈瘤/20/4-16 b
脳動脈瘤破裂によるクモ膜下出血/20/4-16 a
脳の融解壊死/4/2-3

は
肺癌(小細胞癌)/52/6-28
肺癌(腺癌)の喀痰細胞診像/45/6-12
肺癌(転移性)/42/6-3
肺癌(扁平上皮癌)の喀痰細胞診像/45/6-11
肺気腫/28/5-19
肺気腫/29/5-21
肺結核/22/5-4
肺の硝子膜/7/3-4
びまん性大細胞性リンパ腫/67/6-68

皮膚/39/5-46
非細菌性血栓性心内膜炎/27/5-16
微小変化群/32/5-28
鼻咽頭癌/47/6-16
表皮/39/5-45
副甲状腺の組織像/69/6-75
副腎の組織像/70/6-78
副腎皮質腺腫/70/6-76
ヘモジデローシス,肝臓/11/3-14
平滑筋の組織像/15/4-4 c
扁平苔癬/40/5-49
胞状奇胎の組織像/55/6-35 b
胞状奇胎の肉眼像/55/6-35 a
蜂窩肺/29/5-21
膀胱癌(移行上皮癌)/54/6-32
膀胱の移行上皮の組織像/54/6-33

ま
膜性腎症/32/5-30
膜性増殖性糸球体腎炎/34/5-35 a, b
慢性肝炎/31/5-25
慢性甲状腺炎/68/6-72
慢性骨髄性白血病/65/6-63
慢性リンパ性白血病/65/6-64
メサンギウム増殖性腎炎/34/5-34
メラニン,中脳黒質/12/3-16
メラニン,乳輪皮膚/12/3-15

や
幽門腺の組織像/50/6-22 c

ら
卵巣明細胞癌/57/6-40
リウマチ性弁膜症,僧帽弁/18/4-11
ループス腎炎/35/5-36
濾胞過形成/66/6-67 b
濾胞性リンパ腫/66/6-67 a

欧文
Alzheimer 病,大脳/71/7-2
Aschoff 結節,左心耳心内膜/17/4-10

Barrett 食道/48/6-17
Basedow 病/68/6-71
Burkitt リンパ腫/67/6-69

Charcot-Bouchard 動脈瘤/19/4-15
Creutzfeldt-Jacob 病/37/5-43
Crohn 病,小腸/22/5-5

GIST,胃/49/6-21

Hodgkin リンパ腫/66/6-66
Huntington 病/72/7-5

Langhans 巨細胞,結核/22/5-6
Lewy 小体,中脳黒質/12/3-16
Lewy 小体,中脳黒質/72/7-4

Mallory 小体,肝臓/8/3-7

Parkinson 病の Lewy 小体/12/3-16
Parkinson 病の Lewy 小体/72/7-4
Parkinson 病の中脳/71/7-3

Waterhouse-Friderichsen 症候群,副腎/70/6-77

遺伝子異常と疾患・発生発達異常 *79*	1
細胞障害・変性と細胞死 *87*	2
代謝障害 *89*	3
循環障害 *95*	4
炎症と創傷治癒 *111*	5
腫瘍 *131*	6
その他の疾患 *161*	7

CBT
病理アトラス

1. 遺伝子異常と疾患・発生発達異常

　遺伝子の異常には胚（生殖）細胞と体細胞に起こるものがあり，前者は子孫に受け継がれ遺伝性疾患となり，後者は癌がその代表である．メンデルの遺伝形式には常染色体優性遺伝，常染色体劣性遺伝，Ｘ染色体劣性遺伝があり，その遺伝形式と代表的疾患を理解する．さらにメンデルの遺伝形式に従わない染色体異常，多因子遺伝，ミトコンドリア遺伝があり，その特徴と代表的疾患を知る．
　先天性心疾患は原因が不明のものが多いが，チアノーゼをきたすか否か，閉塞性疾患か否かで分類し，その病態を理解する．そのほか，消化管や腎の奇形を学ぶ．

総　論

　一般目標：遺伝子・染色体異常と発生発達異常や疾患の発生との関連を理解する．

到達目標：1）胚（生殖）細胞と体細胞，それぞれにおける遺伝子異常が引き起こす疾患の相違点を説明できる．

> *Case* 1）モザイクを形成するのはどれか．
> 　　A　精　子
> 　　B　卵　子
> 　　C　発生過程での体細胞
> 　　D　成熟した体細胞
> 　　E　発生過程での生殖細胞

　変異 mutation とは DNA の塩基配列の変化をいう．変異によっては致死的となり個体が発生すらしないものから，あまり障害をもたらさないものや，また逆に生存に有利なものもある（つまり進化）．胚細胞，つまり精子や卵子に起こったもの（germ line mutation）は子孫に伝えられる．発生過程で体細胞に変異が起これば，個体は変異のある細胞とない細胞の**モザイク** mosaicism となる．癌も複数の遺伝子変異の食べ合せといわれており，どんどん変異の蓄積が起こり，細胞の増殖に有利なものが増える．そして複数の遺伝子のうち1つの遺伝子が遺伝的に受け継がれている人では，そうでない人に比べて癌は発生しやすくなる．
　例えば，癌抑制遺伝子 *p53* の変異は癌細胞によくみられるが，これが胚細胞に起これば，その個体は *p53* に変異のない個体に比べて癌になりやすく，またその変異は子孫に伝わるので，子孫も癌になりやすくなる（**Li-Fraumeni 症候群**）．

　　解答：C　モザイクを形成するのは発生過程の体細胞である．

到達目標：2）メンデル遺伝の3つの様式を説明し，代表的な疾患を列挙できる。

> *Case* 2) X染色体劣性遺伝を示す疾患はどれか。
> A 血友病
> B Marfan症候群
> C 鎌状赤血球貧血
> D Huntington病
> E 結節性硬化症

　メンデル遺伝の3つの様式とは常染色体優性遺伝，常染色体劣性遺伝，X染色体劣性遺伝である。

　ある特定の座において2個の対立遺伝子Aとaについて3つの組合せが可能である．2つのホモ接合性（AAとaa）および1つのヘテロ接合性（Aa）である．もしヘテロ接合性の人が遺伝子aでなく，Aで決定される遺伝的特徴のみを表すならば，Aは優性でaは劣性であるといわれる．

　常染色体優性遺伝は変異遺伝子がヘテロ接合性で異常表現形が出現することで，**常染色体劣性遺伝**は変異遺伝子がホモ接合性で異常表現形が発現することである．常染色体劣性遺伝疾患は一般に常染色体優性遺伝疾患より低年齢で発症し，重篤な疾患が多い．また，まれな常染色体劣性遺伝疾患ほど，いとこ結婚で発症しやすい．

　常染色体優性遺伝疾患には結節性硬化症，多発性嚢胞腎（▶巻頭カラーp.1, 1-1），Huntington病，Peutz-Jeghers症候群，Marfan症候群，球状赤血球症がある．また現在までに知られている癌抑制遺伝子の異常症は，すべてこの形式で遺伝する．これには *p53* でのLi-Fraumeni症候群，*RB* の家族性網膜芽細胞腫があり，さらに家族性大腸腺腫症（▶巻頭カラーp.1, 1-2），von Hippel-Lindau病，多発性内分泌腫瘍（MEN）1型，神経線維腫症1型（von Recklinghausen病）・2型がある．また，細胞骨格やその関連タンパク質の異常症であるEhlers-Danlos症候群，軟骨形成不全症もこの遺伝形式をとる．

　常染色体劣性遺伝疾患に鎌状赤血球貧血，Tay-Sachs病，Gaucher病，ガラクトース血症，フェニルケトン尿症などがある．

　X染色体劣性遺伝は性染色体であるX染色体にその病因遺伝子があり，Y染色体にはない．したがって通常は男性のみが発病する．女性ではX染色体が2本あり，ヘテロでは他方は正常遺伝子であるため発病しない．この遺伝形式を示す疾患には血友病，赤緑色盲，Duchenne型筋ジストロフィーがある．

> 解答：A　血友病はX染色体劣性遺伝疾患で，Marfan症候群，Huntington病，結節性硬化症は常染色体優性遺伝疾患，鎌状赤血球貧血は常染色体劣性遺伝疾患である．

到達目標：3）多因子遺伝が原因となる疾患を列挙し，その特徴を説明できる。

> *Case* 3) 多因子遺伝疾患で**ない**のはどれか。
> A 幽門狭窄症
> B 成人型多発性嚢胞腎
> C 2型糖尿病
> D 脊髄披裂
> E 高血圧

多くの疾患で家族集積性があるが，それらには染色体の異常やメンデルの法則を示さない疾患が多く存在する．口唇裂，幽門狭窄症，脊髄披裂，冠動脈疾患，2型糖尿病，多くの腫瘍がこれに当たる．これらの遺伝は，多数の遺伝子が多様な環境因子と相互作用しながら表現型が発現する．

> 解答：B　成人型多発性囊胞腎は常染色体優性遺伝疾患であり，ほかは多因子遺伝疾患である．

到達目標：4）染色体異常による疾患の中で主なものを挙げ，概説できる．

> *Case* 4）染色体が 45, X を示す疾患はどれか．
> A　Down 症候群
> B　Noonan 症候群
> C　Turner 症候群
> D　Klinefelter 症候群
> E　Peutz-Jeghers 症候群

染色体異常には数の異常と構造の異常がある．

染色体の数の異常として，**倍数性** polyploidy と **異数性** aneuploidy がある．異数性は **不分離** nondisjunction，つまり生殖細胞の分裂での染色分体対の分離不全により起こる．染色体が1本多い配偶子が受精すると **trisomy** となり，逆に染色体が1本不足した配偶子が受精すると **monosomy** となる．

常染色体には生存に必須の遺伝子が多く，常染色体の trisomy や monosomy のほとんどは致死的であり出生せず，出生できるのは，Down 症候群，18 trisomy，13 trisomy，5 p 短腕 monosomy の 4 つのみである．Down 症候群の多くは 21 番染色体が 3 本ある 21 trisomy で染色体は 47 本となるが，そのほか転座型といわれる 21 番染色体が D グループ（No. 13～15）ないし G グループ（No. 21～22）に付着した型のものがあり，染色体は 46 本であり数には異常はない．

性染色体の異常には，Turner 症候群（45, X），Klinefelter 症候群（47, XXY）がある．

染色体の構造の異常には **欠損** deletion（染色体の一部の欠失が顕微鏡下で確認できるもの）や **転座** translocation（異常切断と相互分節の再癒合の結果生じる非相同染色体の2つの分節の転位），**環状染色体** ring chromosome（両端が結合して輪状構造をなす染色体）や **同腕染色体** isochromosome（減数分裂の際に動原体が縦分裂でなく横分裂することによって生じる染色体の異常であり，2個の娘染色体は各々染色体の腕1個が欠け，もう一方が二重になっているもの）がある．5番染色体の短腕の欠損の猫鳴き症候群 cri du chat syndrome はまれで，死亡率の高い疾患である．

> 解答：C　Down 症候群は 21 trisomy，Klinefelter 症候群は 47, XXY，Peutz-Jeghers 症候群は腸にポリポーシスを起こす常染色体優性遺伝疾患であり，Turner 症候群が 45, X である．なお，Noonan 症候群は，Turner 症候群に似るが染色体の異常はなく，12 番染色体に病因となる遺伝子がある疾患である．

到達目標：5）個体の発達異常における遺伝因子と環境因子の関係を概説できる。

> Case 5）胎児の発生に影響しない病原体はどれか。
> A　サイトメガロウイルス
> B　風疹ウイルス
> C　トキソプラズマ
> D　梅毒スピロヘータ
> E　B型肝炎ウイルス

　個体の発生は，細胞分裂，増殖，プログラムされた細胞死，アポトーシスを制御する遺伝子により行われているが，これらの遺伝子の変異とともに，薬物などの生体異物が個体発生の遺伝的制御に影響を及ぼし，発生異常が起こる。
　発生に影響する環境因子としては，化学物質（アルコール，薬物），微生物（サイトメガロウイルス，風疹ウイルス，トキソプラズマ，梅毒スピロヘータなど），放射線，生化学的因子（葉酸欠乏など）がある。

> 解答：E　B型肝炎ウイルスは産道感染を引き起こし，児が肝炎ウイルス保菌者となり，その後，慢性肝炎，肝癌を起こすが，胎児の発生には影響しない。他の病原体は胎児の発生に影響する。

到達目標：6）ミトコンドリア遺伝子の変異による疾患を例示できる。

> Case 6）ミトコンドリア遺伝子の異常による疾患はどれか。
> A　Tay-Sachs 病
> B　Duchenne 型筋ジストロフィー
> C　Leber 遺伝性視神経症
> D　血友病
> E　球状赤血球症

　細胞にエネルギーを供給する細胞内小器官であるミトコンドリアにも遺伝子がある。受精により，卵子に由来するミトコンドリアのみが受精卵に残り，精子に由来するミトコンドリアは受精卵には入らない。したがって，異常なミトコンドリアは，すべて母親から伝わる。この遺伝形式を示す疾患には，MELAS（mitochondrial myopathy, encephalopathy, lactic acidosis and stroke-like episodes），MERRF（myoclonic epilepsy with ragged-red fibers），Leigh 脳症，Leber 遺伝性視神経症がある。

> 解答：C　Tay-Sachs 病は常染色体劣性遺伝疾患，Duchenne 型筋ジストロフィー，血友病はX染色体劣性遺伝疾患，球状赤血球症は常染色体優性遺伝疾患であり，Leber 遺伝性視神経症がミトコンドリア遺伝を示す疾患である。

各 論

1 心臓の奇形

先天性心疾患の原因については，染色体異常，ウイルス感染，化学物質，放射線照射などが考えられているものの，90％以上については，その原因はわかっていない。

先天性心疾患は，**シャントをきたす疾患**と**閉塞をきたす疾患**に分類される。シャントとは，心室や心房，血管の間の異常な交通のことであり，左心系から右心系に血液が入る**左右シャント**と，右心系から左心系に血液が流れる**右左シャント**がある。

左右シャント疾患には心房中隔欠損症，心室中隔欠損症，動脈管開存症がある。

心房中隔欠損症 atrial septal defect には卵円窩にできる二次孔型が多いが，低位置にある一次孔型や静脈洞型も5％にみられ，特に Down 症候群の患者でみられる。左右シャントが続くと，右房，右室が肥厚し，その後，右左シャントが生じ，チアノーゼをきたし，肺高血圧症となる。

心室中隔欠損症 ventricular septal defect は，最も多い先天性心疾患であり，特に膜様部に多い。聴診では全収縮期雑音を呈し，50％は自然に閉鎖（▶巻頭カラー p.1, 1-3）する。

動脈管開存症 patent ductus arteriosus は，正常では生後1，2日で閉鎖するもの（▶巻頭カラー p.2, 1-4 a〜c）が閉じないもので，聴診では連続性雑音を呈する。

右左シャント疾患では，右心系の低酸素の血液が皮膚や粘膜に流れるので，チアノーゼがみられる。大動脈騎乗，心室中隔欠損，右室肥大，肺動脈狭窄からなる **Fallot 四徴症** tetralogy of Fallot や，大動脈が右室から出て肺動脈が左室から出る**完全大血管転位症** complete transposition of great arteries（▶巻頭カラー p.3, 1-5）がある。

閉塞性の先天性心疾患には，動脈管と結合する部位の近くで大動脈が狭くなる大動脈縮窄症や**肺動脈弁狭窄症**，**肺動脈閉鎖症**などがある。

◉Check Test 1-1

大部分の先天性心疾患の原因はどれか。

A ウイルス感染　　B 催奇性の薬物　　C 染色体異常
D 単一遺伝子の異常　　E 不　明

解答：E

◉Check Test 1-2

チアノーゼ性先天性心疾患はどれか。

A Fallot 四徴症　　B 動脈管開存症　　C 大動脈縮窄症
D 心房中隔欠損症　　E 心室中隔欠損症

解答：A

● **Check Test 1-3**

先天性心疾患で最も多いのはどれか。

A 心房中隔欠損症 　　B 心室中隔欠損症 　　C 動脈管開存症
D Fallot 四徴症 　　E 完全大血管転位症

解答：B

● **Check Test 1-4**

Fallot 四徴症でみられないのはどれか。

A 大動脈騎乗 　　B 大動脈弁狭窄 　　C 右室肥大
D 心室中隔欠損 　　E 肺動脈狭窄

解答：B

● **Check Test 1-5**

肺高血圧症がみられないのはどれか。

A 動脈管開存症 　　B 心房中隔欠損症 　　C 心室中隔欠損症
D 僧帽弁狭窄症 　　E Fallot 四徴症

解答：E　肺高血圧症は左右シャントによる肺循環系の血流量増加による疾患と，僧帽弁狭窄や左心不全などの肺毛細管圧上昇により起こる。Fallot 四徴症では肺動脈狭窄により，肺血流量は少ない。

2 その他の臓器の奇形・先天異常

　食道では，食道が閉鎖し，気管と瘻を形成することにより嚥下性肺炎をきたす**気管食道瘻**がある。

　胃では，幽門部の通過障害により嘔吐する**肥厚性幽門狭窄症** hypertrophic pyloric stenosis があり，生後 4～6 週目の男児に多い。胃液が体外に喪失するため，低クロール性代謝性アルカローシスになる。治療は，外科的に粘膜外幽門筋切開術（Ramstedt 手術）を行う。

　十二指腸では，胆汁を混入した嘔吐を繰り返す**先天性十二指腸閉鎖症** congenital duodenal obstruction があり，腹部 X 線単純写真で double bubble 像を示す。

　小腸では胎生期の卵黄腸管の遺残した **Meckel 憩室**があり，回盲弁から数 10 cm 口側の腸間膜の対側にみられる。Meckel 憩室には異所性胃粘膜があることがあり，その周囲の小腸粘膜が潰瘍を起こし，出血することがある。

　胸腺では，低形成や無形成があるが，**DiGeorge 症候群**は第 3，第 4 咽頭嚢の発生障害により起こり，胸腺の無形成により，細胞性免疫の障害とともに副甲状腺欠損，心奇形，顔面奇形などの症状をきたす。

　腎臓では前述した多発性嚢胞腎のほか，**髄質海綿腎** medullary sponge kidney がある。後天的に，特に透析患者で両側に多発性の嚢胞ができるものと区別しなければならない。その他，腎の無形成，先天性低形成，腎の下極が癒合する**馬蹄腎**，骨盤にみられることの多い**異所性腎**がある。

　中枢神経系の奇形には**無脳症** anencephaly や，神経管の癒合障害により起こる**二分頭蓋** cranioschisis や**二分脊椎** spina bifida，その骨欠損部から神経組織が脱出し，嚢胞を形成する**髄膜瘤** meningocele が

ある。
　Arnold-Chiari 奇形は脊髄が束縛されることにより，小脳の下方偏位，延髄と第4脳室の伸張があり，脳脊髄液の還流が障害され水頭症が起こる疾患である。**Dandy-Walker 症候群**は小脳虫部の発達異常により，Luschka 孔と Magendie 孔が閉塞し水頭症が起こるものである。
　母斑症 phacomatosis には結節性硬化症，von Hippel-Lindau 病，神経線維腫症がある。**結節性硬化症** tuberous sclerosis は多臓器に過誤腫がみられる疾患で，脳では上衣下に過誤腫を形成し，精神発達遅滞やてんかん発作を引き起こす。**von Hippel-Lindau 病**は小脳，網膜に毛細血管芽腫，肝，腎，膵に囊胞ができる。**神経線維腫症** neurofibromatosis **1型**（von Recklinghausen 病）では多数の神経線維腫，皮膚の色素斑（café au lait spot）が，**神経線維腫症2型**では両側の聴神経鞘腫や髄膜腫ができる。

● *Check Test 1-6*
肥厚性幽門狭窄症について正しいのはどれか。
　A　女児に多い。　　　　　　　　　　B　吐物は胆汁性である。
　C　代謝性アルカローシスを伴う。　　D　double bubble 像を認める。
　E　徒手整復を行う。

解答：C

● *Check Test 1-7*
Meckel 憩室の由来はどれか。
　A　排泄腔　　　B　卵黄腸管　　　C　前　腸　　　D　中　腸　　　E　後　腸

解答：B

1　遺伝子異常と疾患・発生発達異常

2. 細胞障害・変性と細胞死

細胞が障害を受けると，どのような変化が生じるかを学ぶ。血流が途絶える虚血が起こっても，凝固壊死を起こす臓器と融解壊死を起こす臓器がある。また細胞が死滅しなくても，萎縮や過形成，肥大といった変化も起こる。さらに，壊死とアポトーシスの違いを理解する。

総 論

一般目標：細胞障害・変性と細胞死の原因と細胞・組織の形態的変化を理解する。

到達目標：1）細胞障害・変性と細胞死の多様性，原因と意義を説明できる。

> *Case* 1) 放射線障害を受け**にくい**細胞はどれか。
> A 毛囊上皮細胞
> B 骨髄細胞
> C 生殖細胞
> D 消化管上皮細胞
> E 線維芽細胞

細胞は物理的，化学的，免疫学的，遺伝的要因や，栄養，虚血，加齢によって障害を受ける。

障害因子に対して細胞は選択性を示す。例えば，分裂の盛んな細胞である毛囊，消化管上皮，生殖細胞，骨髄などの細胞は，線維芽細胞や肝細胞より放射線による障害が強く出る。また，障害の感受性は障害を減らす能力（解毒作用）にも関係があったり，ウイルスに対しての受容体の有無や，他の親和性などに影響される。

細胞が障害されると，壊死のみでなく，適応として以前より低い機能状態になることもある。**萎縮** atrophy は細胞の大きさの減少で，萎縮した細胞には**リポフスチン**（▶巻頭カラー p.4, 2-1）がみられ，特に心臓で褐色萎縮と呼ばれる状態になる。適応として細胞が大きくなることを**肥大** hypertrophy と呼ぶ。肥大は細胞数が多くなることも伴い，これを**過形成** hyperplasia と呼ぶ。また他の適応反応として，脂肪変性や化生，石灰化もみられる。

変性とは細胞や組織に糖質，脂質などの物質が正常より大量に沈着したり，減少したりする場合をいうが，これについては「3. 代謝障害」で述べる。

解答：E 毛囊上皮細胞，骨髄細胞，生殖細胞，消化管上皮細胞は放射線障害を受けやすく，癌の放射線治療で大きな副作用が出る。

病が圧倒的に多い．組織学的には Langerhans 島にアミリンの沈着がみられる．

また，糖尿病には他の疾患に伴って起こる二次性のものもある．糖尿病を伴う膵疾患には，慢性膵炎，膵癌，囊胞性線維症，ヘモクロマトーシスがあり，薬物によるものとして副腎皮質ステロイドの投与に伴うものなどがある．

糖尿病患者で血糖を治療により基準値に近い値にするのは，長期合併症を防ぐためで，これには**大血管障害**と呼ばれる動脈硬化の促進と関連し，冠動脈硬化による心筋梗塞や下肢の潰瘍（▶巻頭カラー p.6, 3-1）を引き起こす病態と，**微小血管障害**と呼ばれる網膜症，腎症（病理組織学的には結節性病変 Kimmelstiel-Wilson 病変を示す）（▶巻頭カラー p.6, 3-2），神経障害を引き起こす病態がある（網膜症 retinopathy，腎症 nephropathy，神経症 neuropathy で triopathy という）．大血管障害には高インスリン血症の，微小血管障害には高血糖の影響が強いと考えられている．また，インスリンは肥満をもたらす．また糖尿病では自律神経障害，易感染性（黄色ブドウ球菌，緑膿菌，カンジダ）も引き起こす．

低血糖症 hypoglycemia は，糖尿病のインスリンや経口糖尿病薬の治療，胃切除後，腫瘍で起こり，中枢神経機能障害（行動障害，てんかん発作，混迷，昏睡）と交感神経刺激症状（発汗，振戦，動悸）を引き起こす．

> 解答：D　インスリンの使用によって肥満が起こる．

到達目標：2）タンパク質・アミノ酸代謝異常の病態を説明できる．

> *Case* 2）　アミロイドの沈着が**みられない**病態はどれか．
> 　　　　A　多発性骨髄腫
> 　　　　B　長期血液透析
> 　　　　C　甲状腺髄様癌
> 　　　　D　DIC
> 　　　　E　結　核

硝子 hyalin とはエオジンで均質に染まるものを呼ぶが，これには以下に示すいろいろなものが含まれている．

硝子血栓 hyaline thrombus とは DIC（播種性血管内凝固症候群）でみられる微小血栓をいう．DIC は種々の基礎疾患の存在下に血液凝固系が活性化され，全身の微小血管内に形成される血栓（▶巻頭カラー p.6, 3-3）と，その過程において凝固因子や血小板が消費されることにより引き起こされる症候群である．

硝子膜 hyaline membrane（▶巻頭カラー p.7, 3-4）は肺胞内面を覆う膜で，**呼吸窮迫症候群** respiratory distress syndrome（RDS）と呼ばれる未熟児におけるサーファクタントの欠乏により肺が虚脱する疾患や，**急性間質性肺炎**でみられる．急性間質性肺炎は肺胞上皮の障害で起こり，病理組織学的には，硝子膜は HE 染色ではピンク色に染まるが，Azan 染色では青く染まり，赤く染まるフィブリンと区別する．

糸球体が荒廃すると硝子化（▶巻頭カラー p.7, 3-5）と呼ばれる状態になる．細動脈の壁の変化も硝子化（高血圧で副腎周囲などにみられる）と呼ばれる．また線維芽細胞の減少した硬い瘢痕（▶巻頭カラー p.8, 3-6 a, b）も「硝子化した線維化」と呼ばれる．

硝子体 hyaline body はアルコール硝子体 alcoholic hyaline body（Mallory body）（▶巻頭カラー p.8, 3-7）が有名で，中間径フィラメント，ケラチンからなる．

アミロイドーシス amyloidosis は特殊なヘマトキシリン-エオジン（HE）染色でピンクにべったりと硬くみえるもの（▶巻頭カラー p.9, 3-8 a）で，Congo red 染色にて橙色に染まり（▶巻頭カラー p.9, 3-8 b），偏光顕微鏡では緑色の複屈折を示すアミロイドと呼ばれる線維状のタンパク質の沈着をいう。

これには全身性アミロイドーシス（腎臓に沈着するとネフローゼ症候群を引き起こす），局所性アミロイドーシスという分類と，原発性アミロイドーシス，続発性アミロイドーシスという分類がある。続発性アミロイドーシスとは，結核や関節リウマチなどの持続的な感染や炎症を起こす疾患に伴うものである。さらに AL アミロイド（多くの原発性アミロイドーシスと多発性骨髄腫），AA アミロイド（二次性アミロイドーシス）という分類もある。

また**家族性アミロイドーシス**は，症状として末梢神経障害が多く（家族性アミロイド多発神経症，FAP），ドミノ肝移植が行われるので注目されている。局所性アミロイドーシスとして長期透析患者のβ_2-ミクログロブリン沈着による**手根管症候群**（正中神経障害）や Alzheimer 病，甲状腺髄様癌がある。

> 解答：D　多発性骨髄腫，長期血液透析，甲状腺髄様癌，結核では，アミロイドの沈着がみられるが，DIC では硝子血栓をみるものの，アミロイドの沈着はみられない。

到達目標：3）脂質代謝異常の病態を説明できる。

> *Case* 3）小滴性の脂肪変性を特徴とする疾患はどれか。
> A　肥　満
> B　アルコール
> C　Reye 症候群
> D　急性肝炎
> E　肝細胞癌

細胞の脂肪変性は肝臓でみられるものが有名である。その脂肪滴の大きさにより分類する。大滴性脂肪変性は，肥満による脂肪肝 fatty liver（▶巻頭カラー p.9, 3-9），アルコール症でみられ，小滴性脂肪変性には，Reye 症候群（インフルエンザ，水痘患者にアスピリンの投与を行った場合に起こり，脳浮腫で死亡する）（▶巻頭カラー p.10, 3-10），急性妊娠性脂肪肝がある。

高脂血症 hyperlipidemia は，血液中のコレステロール（悪玉コレステロールのことをいう。善玉コレステロールである HDL コレステロールは多いほど，動脈硬化になりにくい）が増加する病態をいう。高脂血症は，高血圧，糖尿病，喫煙とともに動脈硬化の危険因子である。動脈硬化では内膜に**粥腫** atheroma が形成され，脂肪線条，線維脂質斑，複合病変へと進行する。この動脈硬化により，心筋梗塞，脳梗塞が起こる。

脂肪線条 fatty streak では，血管内皮細胞の損傷により，増殖因子の放出，平滑筋の増殖，脂質の沈着が起こり，その脂質を血中の単球が貪食し，これが変化した組織球が沈着する（▶巻頭カラー p.10, 3-11 a, b）。

線維脂質斑 fibrofatty plaque では最表層の**線維帽** fibrous cap の下に脂質が細胞内および細胞外に沈着し，細胞外も脂質はコレステリン結晶となる（▶巻頭カラー p.11, 3-12）。これが中膜を圧迫，破壊する。

複合病変 complicated lesion では，この粥腫内の出血や線維帽の破裂により，その部位に潰瘍を形成してコレステリンが露出したり，血栓を形成する（▶巻頭カラー p.11, 3-13）。これが脳などの塞栓源となる。

なお，血中**中性脂肪** triglyceride の非常に高い人は，膵炎を引き起こすことが知られているが，近年ではメタボリックシンドロームの診断基準の項目の1つになっている。

> 解答：C　肝臓に小滴性の脂肪変性をきたす疾患には，Reye症候群や急性妊娠性脂肪肝がある。肥満やアルコール症では大滴性の脂肪変性がみられる。急性肝炎や肝細胞癌でも脂肪変性がみられるが，特徴的ではない。

到達目標：4）核酸・ヌクレオチド代謝異常の病態を説明できる。

> *Case* 4）痛風で高値を示すのはどれか。
> A　HDLコレステロール
> B　総コレステロール
> C　赤血球数
> D　血糖
> E　尿酸

　高尿酸血症をきたす疾患としては，**痛風** gout が重要である。核酸の代謝物であるプリン体の最終産物が尿酸で，痛風は中年の男性に多く，第1中足趾節関節部の発赤，腫脹，激痛が出現する。また，耳介，足に皮下結節がみられたり（痛風結節），尿路結石が起こる。関節液には針状結晶がみられる。白血病，悪性リンパ腫の治療時には，腫瘍細胞の破壊により大量のプリン体が放出されることにより，高尿酸血症が起こる。治療は発作予感期ないし前兆期にコルヒチン，極期にインドメタシン，アスピリンを用い，慢性期にプロベネシド（尿酸排泄促進），アロプリノール（尿酸合成阻害）の投与，尿のアルカリ化を図る。

> 解答：E　高脂血症では，総コレステロール高値，HDLコレステロール低値を示す。赤血球数は貧血では低値，赤血球増加症では高値を示す。血糖は糖尿病では高値を示す。尿酸は痛風で高値を示す。

■Check Test 3-1

痛風発作の原因物質はどれか。

A　食塩　　　　　　　B　コレステロール　　　　C　プリン体
D　糖分　　　　　　　E　脂肪

解答：C

到達目標：5）無機質代謝異常の病態を説明できる。

> **Case 5）** 老廃物と関係するのはどれか。
> A コレステリン
> B ヘモジデリン
> C リポフスチン
> D ビリルビン
> E メラニン

鉄の代謝異常としては，局所に鉄が沈着する**ヘモジデローシス** hemosiderosis がある．これには局所性のものと全身性のものがある．肉眼的や HE 染色標本では鉄錆色の茶色を示し，Prussian blue 染色で青く染まる（▶巻頭カラー p.11, 3-14）．

局所性ヘモジデローシスは，以前に出血があったことを示し，破壊された赤血球の鉄が沈着する結果起こる．

鉄の沈着が全身性のものを**ヘモクロマトーシス** hemochromatosis と呼ぶ．これには遺伝性ヘモクロマトーシスと二次性ヘモクロマトーシスがある．

遺伝性ヘモクロマトーシスは 6 番染色体にある *HFE* gene の変異による常染色体劣性遺伝疾患で，鉄の吸収が増加することにより，いろいろな病態を生じる．鉄の沈着により肝機能不全から肝硬変，皮膚の褐色調の色素沈着，心筋病変（心肥大，心不全，不整脈，伝導障害），下垂体機能不全から精巣萎縮，性欲減退が起こり，また膵臓に鉄が沈着し，糖尿病となる．女性では月経の出血があるので発症が遅れる．治療は瀉血といって，定期的に採血をすることである．

二次性ヘモクロマトーシス（ヘモジデローシス）は繰り返される輸血，鉄剤の非経口投与が長期にわたる場合に起こる．

銅代謝の異常としては **Wilson 病**がある．これは常染色体劣性遺伝疾患で，肝障害，中枢神経障害，近位尿細管障害（糖尿，アミノ酸尿）が起こり，血中のセルロプラスミンが低下する．角膜の Kayser-Fleischer 輪が診断には特徴的である．治療は銅摂取の制限とキレート剤であるペニシラミンを使用する．

メラニン melanin は皮膚（▶巻頭カラー p.12, 3-15），毛，網膜，脳軟膜などの神経外胚葉性細胞にある色素顆粒である．中脳の黒質の細胞にもメラニンがあるが，**Parkinson 病**（振戦，寡動がみられる）では，この細胞が破壊されるため，黒質が淡くみえ，また Lewy 小体（▶巻頭カラー p.12, 3-16）がみえる．メラニン顆粒を有する腫瘍には，良性の色素性母斑（▶巻頭カラー p.12, 3-17）と悪性の**悪性黒色腫** malignant melanoma がある．

リポフスチン lipofuscin は黄褐色の顆粒色素で，脂質およびリポタンパクの酸化により生じる．生理的には加齢によって，肝細胞，心筋細胞（▶巻頭カラー p.4, 2-1），神経細胞などにみられる．臓器の萎縮に伴って増加することが多く褐色萎縮と呼ばれる．

カルシウムの沈着を**石灰化**と呼ぶ．カルシウムはヘマトキシリンに染まり，HE 染色で紫から青黒くみえる．これには転移性石灰化と異栄養性石灰化がある．

転移性石灰化 metastatic calcification には高カルシウム血症によるものがあり，その原因には原発性副甲状腺機能亢進症という PTH（副甲状腺ホルモン）の過剰分泌によるものがある．また，副甲状腺腺腫，続発性副甲状腺機能亢進症などの慢性腎不全で，リンの排泄不良により高カルシウム血症をきたすもの，悪性腫瘍によるもの（PTH related protein によるもの），骨転移によるものがある．

異栄養性石灰化 dystrophic calcification は組織が変性した部位にカルシウムが沈着するものである．粥状硬化症で動脈の内膜に沈着するもの（▶巻頭カラー p.11, 3-12）と，Mönckeberg 型硬化といって中膜に沈着するものがある．心臓では弁膜，弁輪に石灰化が起こるが，これはリウマチ性弁膜症や加齢が原因になる（大動脈弁の二尖弁では，加齢で特に石灰化が起こりやすい）．乳癌では石灰化小体がみられることがある（▶巻頭カラー p.13, 3-18）．

　結石は，胆道（胆嚢，胆管）と尿路（腎盂，尿管，膀胱）などにできる．

　胆道結石 biliary calculus のもととなる胆汁は胆嚢で貯留され，濃縮され，摂食時に分泌される．胆汁はコレステロール，リン脂質，ビリルビンからなる．コレステロール結石は白色に近い色で，近年増加している．ビリルビン結石は，溶血性疾患に伴うことがある．胆嚢に結石があると急性および慢性の胆嚢炎を引き起こす．胆石症は中年で，肥満のある女性に多い．急性胆嚢炎では右上腹部痛，発熱，黄疸が起こる．

　尿路結石 urinary calculus（urolith）は腹痛，腰痛発作の原因になるが，原発性副甲状腺機能亢進症のような高カルシウム血症をきたす場合や，痛風や悪性腫瘍の治療時のように高尿酸血症がみられる場合に起こりやすい．

　解答：C　老廃物と関係がある色素はリポフスチンである．

◉**Check Test 3-2**

45 歳の女性．食後 2 時間で右季肋部痛を訴えて来院した．身長 150 cm，体重 60 kg．
最も考えられるのはどれか．

A　胆嚢結石　　　B　尿管結石　　　C　腎結石　　　D　十二指腸潰瘍　　　E　虫垂炎

解答：A

4. 循環障害

　循環障害では，虚血，うっ血，充血，浮腫，血栓，塞栓，梗塞などの用語とその機序を正確に理解する。
　各論では，我が国の死因の2割を占める虚血性心疾患と脳血管障害を中心に述べ，さらに，その他の心血管疾患，肺循環障害，肝硬変で起こる門脈圧亢進症の病態，止血の異常についても理解する。

総論

　一般目標：循環障害の成因と病態を理解する。

到達目標：1）虚血，充血，うっ血と血行静止の違いとそれぞれの原因と病態を説明できる。

Case 1) 写真（▶巻頭カラー p.14, 4-1）に示す肝組織の病態はどれか。

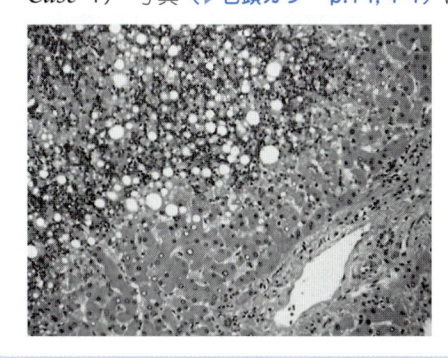

　A　充　血
　B　うっ血
　C　虚　血
　D　出　血
　E　貧　血

　虚血 ischemia とは，局所で動脈からの流入血液が減少する場合をいう。また炎症などで，動脈からの流入血液が増加する，すなわち input が増加する場合を**充血** hyperemia という。これに対して，静脈を遮断した場合や心不全のように静脈血からの流出血液が減少する，つまり output が減少する場合を**うっ血** congestion と呼ぶ。**浮腫**は血管の外に体液が溜まることをいう。これには**胸水，腹水，心嚢水**も含まれる。浮腫が起こる原因は **Starling の法則**から考える。すなわち，「血管の透過性×（毛細血管内静水圧－組織間質静水圧－血漿膠質浸透圧＋組織間膠質浸透圧）」で示される値が高いほど，毛細血管からの血漿の漏出が起こりやすくなり，浮腫が起こる。ネフローゼ症候群では腎からのタンパク質の漏出により血漿膠質浸透圧が減少し，浮腫や腹水が起こる。

　　解答：B　写真では血流の下流である肝静脈に近い部分（矢印1）で赤血球が多く，上流であり，門脈や肝動脈のあるグリソン鞘（矢印2）では赤血球がほとんどなく，output の障害，つまりうっ血であることがわかる。

到達目標：2) 出血の原因と止血の機構を説明できる。

> *Case* 2) 止血の外因系経路を構成するのはどれか。
> A Ⅶ因子
> B Ⅷ因子
> C Ⅸ因子
> D Ⅺ因子
> E Ⅻ因子

出血 hemorrhage とは，血管の破裂または切断により血液が失われることをいう。

出血を制御する体の働きを**止血** hemostasis と呼ぶ。これは，①血管が収縮して狭くなる，②血小板が作用する，③血液凝固因子が作用する，という3つのプロセスからなる。

血管を裏打ちする内皮細胞が保たれていることによって血管内の凝固が防がれるが，これは内皮細胞の表面に，抗凝固作用のあるヘパリン様の糖タンパク質があるからである。

内因系経路では内皮の損傷に伴い血小板の付着と ADP の放出，トロンボキサン A_2 の産生，一酸化窒素や 5-ヒドロキシトリプタミンなど，その他の因子の関与し，さらなる血小板の動員が起こる。これに続いて前酵素から活性型の酵素への変換，トロンビンの産生が起こり，トロンビンがフィブリノゲンからフィブリンへの変換を起こす。

その最初の段階はⅫ因子（Hageman 因子）がⅫa 因子に変換され，このⅫa 因子がⅪ因子からⅪa の変換を，さらにⅪa 因子がⅨ因子からⅨa 因子への変換を起こす。外因系経路では組織因子と呼ばれる細胞タンパクによってⅦ因子からⅦa 因子の変換が起こる。

その後，Ⅶa 因子またはⅧa 因子がカルシウムイオンを補助因子として，Ⅹ因子をⅩa 因子に変換し，トロンビン（Ⅱa 因子）を産生，そして最終的にはフィブリノゲンをフィブリンに変換する。

また，血栓の進展を防ぐ抗凝固系や主にプラスミノゲン-プラスミン系からなる線溶系があり，これがないと局所の組織損傷や内皮損傷が起こったときに，全身の循環系で凝固が起こることになる。

なお，凝固因子はⅧ因子以外はすべて肝臓で産生され，そのうちⅡ，Ⅶ，Ⅸ，Ⅹの産生にはビタミンKが必要である。

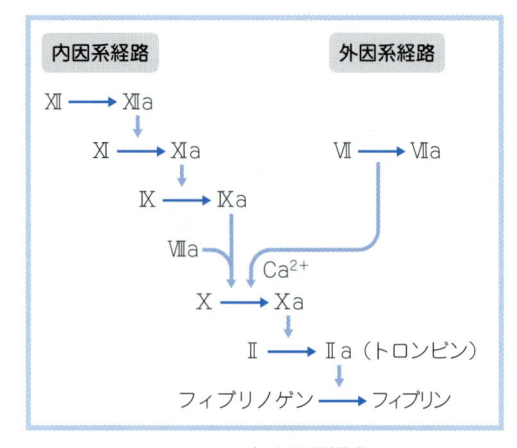

図 4-1　血液凝固機序

> 解答：A　内因系経路は，Ⅻ，Ⅺ，Ⅸ因子が，外因系経路はⅦ因子が，共通の経路はⅩ，Ⅱ因子が関与する。

● *Check Test 4-1*

凝固因子Ⅱ，Ⅶ，Ⅸ，Ⅹに必要なのはどれか。
A　ビタミンA　　B　ビタミンC　　C　ビタミンD　　D　ビタミンE　　E　ビタミンK

解答：E

到達目標：3）血栓症の成因と病態を説明できる。

> *Case* 3） 下肢の静脈に血栓をきたし**にくい**のはどれか。
> 　　A　運　動
> 　　B　心不全
> 　　C　経口避妊薬
> 　　D　喫　煙
> 　　E　赤血球増加症

　血管壁で血液が固まると，さらに血小板とフィブリンが集まり血管を閉塞する．これを**血栓** thrombus という．

　血栓症の成因には，血流のうっ滞，血管壁の損傷，過凝固状態がある．

　血流のうっ滞には，寝たきりや体を動かさない状態，主に赤血球が増加する病態である赤血球増加症で血液が粘稠である状態，心房細動，中心静脈圧の上昇がある．**血管壁の損傷**には過去の血栓症，外傷がある．**過凝固**を引き起こすものとしては，経口避妊薬などの薬物，悪性腫瘍，遺伝的異常がある．

> 解答：A　心不全，経口避妊薬，喫煙，赤血球増加症は，下肢の静脈の血栓を引き起こす原因になるが，運動はその予防になる．

到達目標：4）塞栓の種類と経路や塞栓症の病態を説明できる。

> *Case* 4） 脳塞栓の原因となる血栓が形成される部位で重要なのはどれか．
> 　　A　頸動脈
> 　　B　肺動脈
> 　　C　肺静脈
> 　　D　下肢静脈
> 　　E　心室内

　血栓が剥離し，血流に伴って流れ，他の部位の動脈を閉塞させることを**塞栓症** embolism という．塞栓をきたすものは血栓のみでなく，脂肪，空気，骨髄，粥腫の中のコレステリン結晶，羊水などがある．

　これに対して心筋梗塞の原因となる冠動脈の閉塞は塞栓ではなく，冠動脈の粥腫の破綻により血栓が形成され，その場で閉塞することによって起こる（▶巻頭カラー p.14, 4-2）ことが多い．

　脳梗塞は内頸動脈・外頸動脈分岐部にできた粥腫の上にできた血栓や，心房細動によって心房内でうっ滞した血液からできた血栓が剥離し，血流によって脳の動脈に運ばれ，血管を閉塞する（塞栓）ことによって起こることが多い．

　肺塞栓症は下肢の静脈にできた血栓が剥離し，肺の動脈を閉塞することによって起こることが多い．

> 解答：A　脳梗塞，塞栓は内頸動脈・外頸動脈分岐部にできた粥腫の上にできた血栓や，心房細動によって心房内でうっ滞した血液からできた血栓が剥離して，脳の血管に詰まることで起こる．心筋梗塞で心室壁が壊死に陥り，膨らんで瘤となると，その部分に血栓ができることがあり，これも塞栓源として脳梗塞の原因になることがある．下肢の静脈にできた血栓でも心房中隔欠損があると，脳に塞栓を起こすことがある．

● **Check Test 4-2**

写真（▶ 巻頭カラー p.14, 4-3）は冠動脈の組織標本である。
誤っているのはどれか。

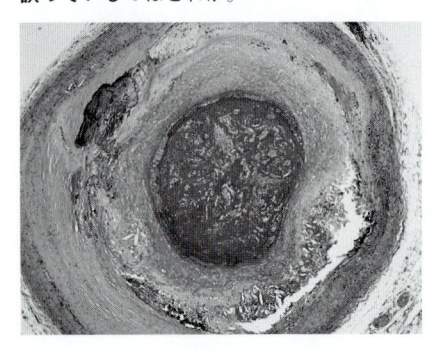

A 血栓形成がみられる。
B 中膜石灰化がみられる。
C 粥腫がみられる。
D コレステリン結晶がみられる。
E 内膜の肥厚がみられる。

解答：B　冠動脈内腔には血栓による完全閉塞（矢印 1）がある。内腔は肥厚（矢印 2）しているが，これを粥腫と呼び，針状のコレステリン結晶（矢印 3）を含んでおり，石灰化（矢印 4）を伴っている。石灰化がみられるのは内膜である。

到達目標：5）梗塞の種類と病態を説明できる。

Case 5）塞栓を起こしても梗塞を起こし**にくい**臓器はどれか。
A　心　臓
B　脾　臓
C　腎　臓
D　肺
E　脳

一般に血流が途絶えるとその組織は虚血となり，壊死をきたす。これを**貧血性梗塞** anemic infarct という。ところが側副血管を通じて壊死領域へ血液が滲み出た結果，赤色を呈する梗塞があり，これを**出血性梗塞** hemorrhagic infarct という。また，肺は肺動脈が塞栓で閉塞をきたしても気管支動脈により栄養されているので，呼吸困難はきたすが，肺組織は梗塞に陥らない。

解答：D　肺は肺動脈と気管支動脈の二重の血流支配を受けており，肺動脈に塞栓を起こしても肺組織に梗塞は起こりにくいとされている。

各 論

1 心臓の疾患

(1)心筋の組織像

筋には横紋筋と平滑筋がある。横紋筋には心筋と骨格筋があるが，心筋は骨格筋と異なり分岐融合している。

● Check Test 4-3

写真（▶巻頭カラー p.15, 4-4 a〜e）の組織標本で心筋はどれか。

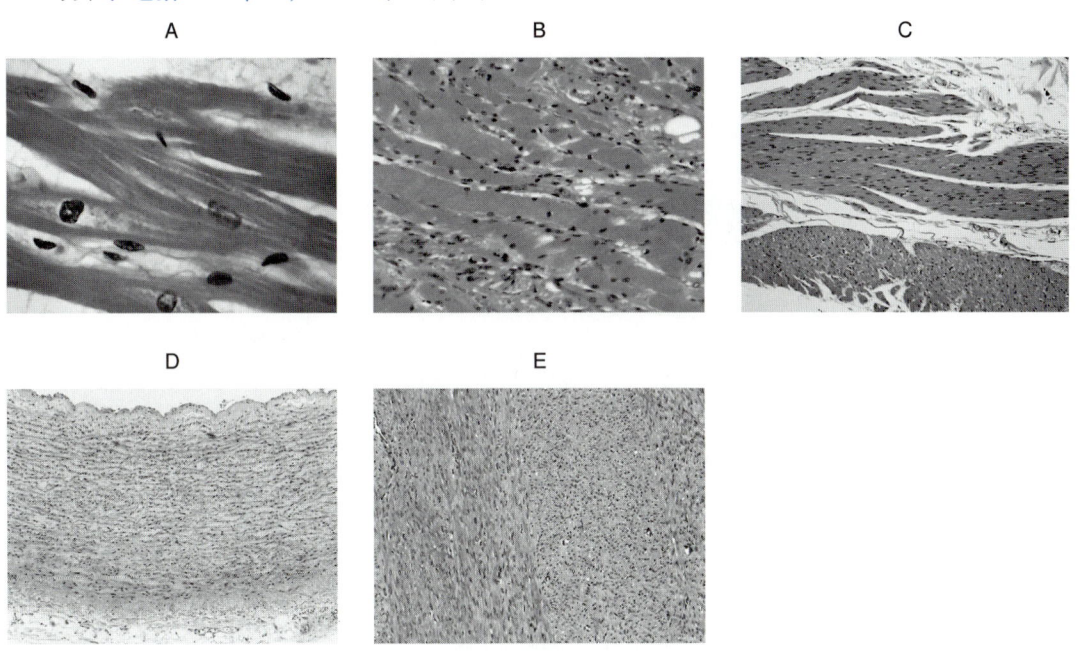

A　B　C

D　E

解答：A　A, B ともに横紋があり横紋筋であるが，A の筋線維は分岐融合し，核が筋線維の中ほどにあり，心筋であることがわかる。これに対して，B では筋線維の分岐融合はなく，核が筋線維の周辺部にあるので骨格筋である。C では横紋はなく，紡錘形の核を有する細胞が束状となり平滑筋である。D は大動脈壁で，中層は平滑筋と弾性線維が層状を呈している。弾性線維は EVG 染色標本（▶巻頭カラー p.18, 4-13）で明瞭となる。E は紡錘形の核を有する細胞が束ないし交錯して密に増殖しており，子宮の平滑筋腫の像である。

(2) 虚血性心疾患

安定狭心症 stable angina は運動時に起こり，冠動脈硬化による冠血流の相対的減少がある。

異型狭心症 variant angina は冠動脈れん縮により起こる。**不安定狭心症** unstable angina は粥腫の破綻ないし亀裂に伴い，その部分に血栓が形成されることによる。心筋梗塞との違いは虚血の時間の差であり，不安定狭心症と心筋梗塞を合わせ，**急性冠症候群** acute coronary syndrome と呼ぶ。

心筋梗塞 myocardial infarction には貫壁性梗塞と心内膜梗塞がある。貫壁性梗塞の部位診断には冠動脈の解剖の知識が必要である。左冠動脈が前下行枝と回旋枝に分かれ，前者は前壁，後者が側壁の心筋を栄養する。右冠動脈は下壁を栄養する。

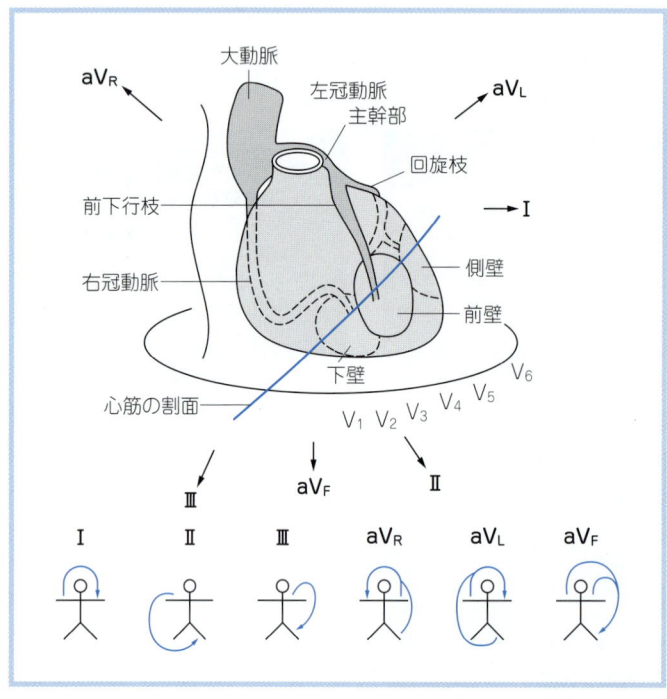

図4-2 心筋梗塞の部位診断 ―冠動脈，梗塞病変，心電図の誘導―

左冠動脈は前下行枝と回旋枝に分岐し，前者は前壁を，後者は側壁を，右冠動脈は下壁を支配する。

心電図の肢誘導は図下に示すように四肢につけた誘導の＋－を選ぶことで，ベクトルの原理により図上に示す方向の電流を検知できる。胸部誘導は四肢誘導すべてを－とし，前壁から側壁の方向の電流を検知できる。

心筋梗塞では異常Q波やSTの上昇といった所見が，前壁梗塞では胸部誘導の$V_{1〜4}$，側壁梗塞では$V_{5,6}$，下壁では肢誘導のⅡ，Ⅲ，aV_Fでみられる（図4-2）。

《心筋梗塞の経時的変化》

- 梗塞発症後5〜6時間以内では肉眼的にも組織学的にも判断が難しい。
- 梗塞発症後5〜6時間で肉眼的に軟らかく（浮腫），色調がやや赤みを増す（赤血球の漏れ）。心筋線維の**凝固壊死**（胞体が好酸性を増し，横紋が消失し，核が少なくなる）がみられる。
- 梗塞後2〜3日たつと，梗塞部が著しく軟らかになり，色調も赤褐色から細胞浸潤の程度によりピンク色になる。組織学的には間質の浮腫が増し，周辺より中心に向かって好中球の浸潤が顕著になってくる。
- 梗塞後4〜7日頃になると梗塞の壁は菲薄化し，組織学的には梗塞周辺部では壊死心筋の融解，吸収がみられ，間質では好中球が減少し始め，代わりにリンパ球，マクロファージ，線維芽細胞が目

立ってくる。また毛細血管の増生もみえてくる。肉眼的には中心部は褐色調で，周囲を白色調の組織が取り囲む。
◆ 梗塞後12～14日頃になると，線維芽細胞とマクロファージの間に若い膠原線維の増殖が認められ，肉眼的にも白色調を増してくる。
◆ 梗塞後2か月頃になると細胞成分は乏しくなり，代わって膠原線維が一層密になる。肉眼的に心筋壁は薄くなり，明白な白色を帯び，引き締まった線維性の瘢痕巣を形成する。
◆ 梗塞後6か月になると細胞成分はほとんどみられず，線維化が完成する。

心筋梗塞が起こると不整脈，左心不全から肺浮腫，心原性ショック，左室自由壁や心室中隔穿孔，乳頭筋壊死，左室心室瘤，血栓塞栓症を起こす壁在血栓が合併症としてみられる。このうち不整脈は心筋梗塞発症後3時間以内の死因で最も多く，除細動による治療が重要となる。

●Check Test 4-4

54歳の男性。心筋梗塞を起こし死亡した。病理解剖の心臓の割面を示す（▶巻頭カラー p.16, 4-5）。
急性心筋梗塞の部位はどれか。

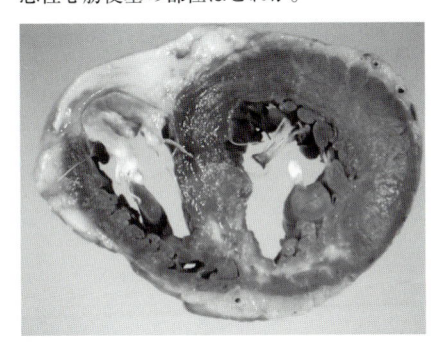

A 左室前壁
B 左室下壁
C 左室側壁
D 右室側壁
E 右室前壁

解答：B 肉柱が細く，壁が厚いのが左室であり，その腔が張り出しているのが前壁である。そして前壁には白く瘢痕となった部分（矢印1）があり，これが数か月以上前の古い心筋梗塞の部位である。この割面は，体の長軸に垂直な面，つまり水平面で心臓を切った割面ではなく，心臓の長軸（下方には前，左を向いている）に垂直な面で心臓を切った割面であり（図4-2参照），前壁の反対側は下壁であり後壁ではない。実際，心臓の後面は左心房からなる。この例では下壁が赤くなっており（矢印2），これは出血壊死であり，2～3日前に起こった急性心筋梗塞を示す。

Check Test 4-5

54歳の男性。心筋梗塞を起こし死亡した。病理解剖の心臓の割面を示す（▶巻頭カラー p.16, 4-5）。
古い心筋梗塞の責任血管はどれか。

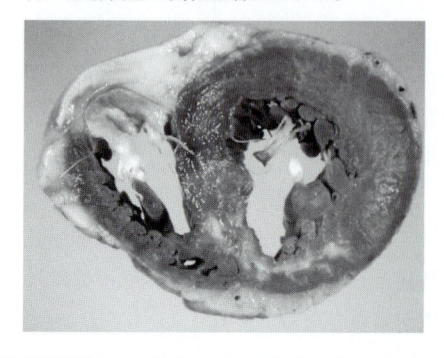

A 左冠動脈主幹部
B 前下行枝
C 回旋枝
D 右冠動脈
E 左内胸動脈

解答：B　この患者には，右冠動脈病変による下壁の新しい梗塞と，前下行枝病変による前壁の古い梗塞があることになる。

Check Test 4-6

心筋の Azan 染色像（▶巻頭カラー p.16, 4-6）を示す。
考えられるのはどれか。

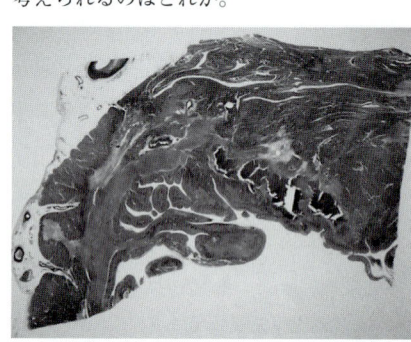

A 急性心筋梗塞
B 陳旧性心筋梗塞
C 心内膜炎
D 心筋炎
E 心外膜炎

解答：B　Azan 染色は筋（矢印1）を赤に，膠原線維（矢印2）を青く染め，写真では心室壁が薄くなり，心筋が膠原線維に置き換わっているのがわかるので，古い心筋梗塞の痕であることがわかる。

Check Test 4-7

心電図の $V_{1\sim4}$ で ST 上昇と異常 Q 波がみられた。
診断はどれか。

A 前壁梗塞　　B 側壁梗塞　　C 下壁梗塞　　D 右室梗塞　　E 心内膜下梗塞

解答：A

●Check Test 4-8
心筋梗塞発症後，3時間以内の最も多い死因はどれか．
A　不整脈　　　　　　　B　心破裂　　　　　　　C　急性大動脈梗塞
D　急性僧帽弁閉鎖不全　　E　急性心膜炎

解答：A

（3）心不全

心不全は心筋の収縮障害（収縮不全）や心腔の拡張障害（拡張不全）で起きる．心腔の拡張不全の原因には高度の左室肥大（▶巻頭カラー p.16, 4-7），心筋の線維化，アミロイドの沈着（▶巻頭カラー p.17, 4-8），収縮性心膜炎がある．心不全では心拍出の不全と静脈系のうっ滞が起こる．左心不全では肺静脈圧が上昇し，肺のうっ血や浮腫（肺水腫）を起こす．肺水腫では夜間発作性呼吸困難（起坐呼吸）が起こり，聴診で coarse crackles が聴取される．右心不全では肝腫大や下肢の浮腫がみられる．

●Check Test 4-9
右心不全でみられるのはどれか．
A　肺水腫　　　B　連続性ラ音　　C　肝腫大　　D　肺気腫　　E　起坐呼吸

解答：C

●Check Test 4-10
右心不全より左心不全に多くみられるのはどれか．
A　下肢うっ血　　　　　B　頸部血管怒張　　　　C　coarse crackles
D　肝腫大　　　　　　　E　蛋白尿

解答：C

●Check Test 4-11
左心不全の際にみられる肺うっ血の症状はどれか．
A　失神　　　　　　　　B　四肢の冷感　　　　　C　発作性呼吸困難
D　チアノーゼ　　　　　E　浮腫

解答：C

（4）その他の心疾患

心臓弁疾患では，弁が完全閉鎖しないために血液の逆流をきたす場合と，弁が完全に開かず狭窄する場合がある．

大動脈弁では，加齢による変性，石灰化により狭窄をきたすことがある．特に先天的に大動脈弁が二尖弁の場合には変性，石灰化が早期に起こる（▶巻頭カラー p.17, 4-9）．大動脈弁逆流は弁尖の異常のほか，弁輪の拡張でも起こる．僧帽弁では**僧帽弁逸脱症** mitral valve prolapse といって，僧帽弁の弁尖

が収縮期に左心房にバルーン状に引き込まれる状態で僧帽弁閉鎖不全（逆流）が起こることがあり，若い女性に多い。僧帽弁では，また弁の異常のほか，乳頭筋，腱索，心室壁の異常でも逆流が起こる。

以前には心臓弁膜疾患はリウマチ性のものが多かった。**リウマチ熱** rheumatic fever は5〜15歳に起こる溶血性レンサ球菌の感染後の免疫が関与する疾患で，大関節の移動性多発関節炎，心炎，皮下結節，輪状紅斑，Sydenham 舞踏病がみられる。リウマチ熱では汎心炎が起こり，組織学的にはフィブリノイド壊死をリンパ球と組織球が取り囲む Aschoff 結節（▶巻頭カラー p.17, 4-10）が形成される。リウマチ熱は再発しやすく，慢性化すると，弁の肥厚，腱索の癒合，肥厚，短小化が起こり，主に僧帽弁に狭窄や閉鎖不全をきたす（▶巻頭カラー p.18, 4-11）。

●**Check Test 4-12**

リウマチ熱に関係するのはどれか。
A　マイコプラズマ　　　B　結核菌　　　C　ブドウ球菌
D　クレブシエラ　　　　E　レンサ球菌

解答：E

●**Check Test 4-13**

リウマチ性心疾患に特異的なのはどれか。
A　Aschoff 結節　　　B　僧帽弁狭窄　　　C　線維性心膜炎
D　弁の肥厚　　　　　E　弁の疣贅

解答：A

2 血管疾患

肺動脈のかなり末梢までと大動脈およびその近傍の動脈は弾性型動脈と呼ばれ，中膜には弾性線維と平滑筋が層状になっている。それ以外の部分の動脈は中膜が平滑筋からなる筋型動脈である。

大動脈粥状硬化症では粥腫により大動脈壁の中膜が破壊され，薄くなり，大動脈が拡張し，動脈瘤となることがある（**粥状硬化性動脈瘤** atherosclerotic aneurysm）。

大動脈解離 aortic dissection は層状になっている弾性型動脈の中膜が裂け，壁内に血腫を形成するもの（▶巻頭カラー p.18, 4-12）である。大動脈解離では中膜嚢状壊死がみられることがあり，Marfan 症候群と関係する例もある。上行大動脈に病変があるものを A 型と呼び，下行大動脈のみに病変があるものを B 型と呼ぶ。**Marfan 症候群**は高身長，過伸展性関節異常，水晶体偏位がみられる疾患で，結合織で接着剤の役割をするフィブリンタンパクをコードする遺伝子の変異で起こる。

Buerger 病（**閉塞性血栓血管炎** thromboangiitis obliterans）は中間径ないし細い動脈に分節性に炎症が起こり閉塞する疾患である。静脈や神経も炎症により障害されることがある。喫煙が誘因と考えられる。連続性に障害され，高齢で起こる動脈硬化性病変と区別する。

静脈の疾患では，静脈の局所の拡張，蛇行である**静脈瘤** varicose veins があり，特に下肢にできやすい。一次性下肢静脈瘤のほとんどは，静脈弁機能不全に起因する。立位，妊娠などの下肢静脈圧迫が誘因となる。炎症が静脈に及び二次的に血栓が形成され，**血栓性静脈炎** thrombophlebitis となり，また静脈に血栓が形成されると炎症も起こり，**静脈血栓症** phlebothrombosis となる。

● Check Test 4-14 ●

写真（▶巻頭カラー p.18, 4-13）に示す血管はどれか。

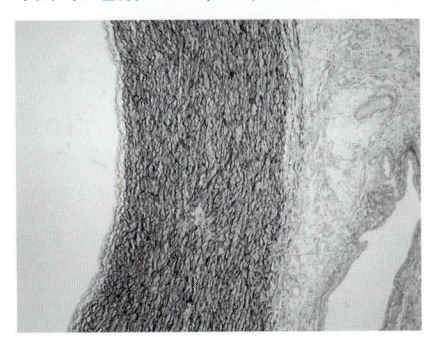

A 橈骨動脈
B 大腿動脈
C 下大静脈
D 大動脈
E 毛細血管

解答：D 中膜に弾性線維が層状にみえ（矢印），弾性型動脈であり，大動脈または肺動脈である。

● Check Test 4-15 ●

大動脈解離を起こしやすいのはどれか。

A 嚢胞性線維症　　　B 糖尿病　　　C Marfan 症候群
D 神経線維腫症 1 型　　E チロシン症

解答：C

● Check Test 4-16 ●

Buerger 病にかかりやすいのはどれか。

A 女性　　B 高齢者　　C 喫煙者　　D 乳幼児　　E 糖尿病患者

解答：C

● Check Test 4-17 ●

下肢の静脈瘤の原因になるのはどれか。

A 血漿浸透圧の低下　　B 血管透過性の亢進　　C 門脈圧の亢進
D 静脈弁機能不全　　　E 心不全

解答：D

3 脳の循環障害

(1) 脳血管障害

脳梗塞 cerebral infarction は，頭蓋外の動脈（特に頸動脈やその分枝）にある粥腫や，それに起因する血栓，または，心房細動や心筋梗塞により心腔にできた血栓が剥離し，血流によって運ばれ，脳内の血管を閉塞することにより起きる。

脳出血 cerebral hemorrhage で多い高血圧性脳出血は，大脳基底核（▶巻頭カラー p.19, 4-14），橋，小脳での細動脈が脂質硝子化 lipohyalinosis や Charcot-Bouchard 動脈瘤（▶巻頭カラー p.19, 4-15）を形成し破綻することで起こる。

クモ膜下出血 subarachnoid hemorrhage の原因として多いものは**嚢状動脈瘤** berry aneurysm であり，脳底部の Willis 動脈輪の動脈分岐部にみられる（▶巻頭カラー p.20, 4-16 a, b）。急激な頭痛で発症する。**脳動静脈奇形** cerebral arteriovenous malformation もクモ膜下出血の原因になる。

●**Check Test 4-18**●

高血圧患者での脳出血が最も起こりやすいのはどれか。

　A　前頭葉皮質　　　B　後頭葉皮質　　　C　大脳基底核　　　D　側脳室　　　E　延髄

解答：C

●**Check Test 4-19**●

クモ膜下出血の原因で最も多いのはどれか。

　A　脳動脈瘤　　　B　脳動静脈奇形　　　C　高血圧　　　D　もやもや病　　　E　頭部外傷

解答：A

●**Check Test 4-20**●

クモ膜下出血の初発症状で最も多いのはどれか。

　A　頭痛　　　B　嘔吐　　　C　めまい　　　D　運動麻痺　　　E　感覚障害

解答：A

(2) 脳浮腫

脳の循環障害で重要なものに**脳浮腫** cerebral edema がある。脳浮腫は脳実質に体液が貯留する状態をいう。循環障害以外にも外傷，炎症，腫瘍，代謝性疾患，中毒性疾患などが原因になる。脳浮腫が起こると，腫大した脳が硬い頭蓋骨の中で行き場を求めるため，脳ヘルニア cerebral hernia をきたす。脳ヘルニアには，大脳鎌下（帯状回）ヘルニア，鉤（海馬）ヘルニア，小脳扁桃ヘルニアなどがある。このうち**小脳扁桃ヘルニア** tonsillar hernia では生命維持の中枢である延髄が圧迫され，死亡する。

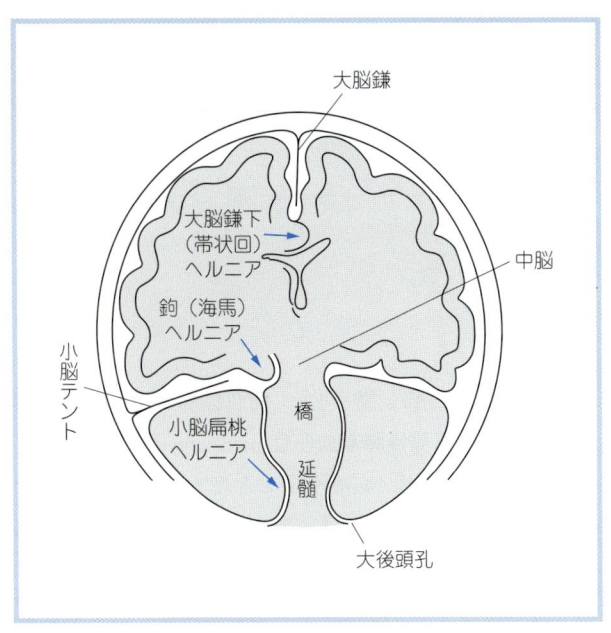

図4-3 脳ヘルニア

脳ヘルニアには，一側の大脳半球の病変により帯状回が大脳鎌の下を通って反対側に突出する大脳鎌下（帯状回）ヘルニア，側頭葉の海馬傍回が小脳テント切痕を通って内下側に突出する鉤（海馬）ヘルニア，後頭蓋窩の病変の際に小脳扁桃が大後頭孔に向かって突出する小脳扁桃ヘルニアなどがある。

(3) 脳の外傷

脳振盪 cerebral concussion は，一時的な意識消失や無呼吸などの生命機能の停止はあるが，脳に解剖学的な変化がないものである。これらの機能の停止は可逆性であるが，健忘をきたすことがある。

脳挫傷 cerebral contusion は脳実質の壊死や出血のある外傷である。

硬膜外出血 epidural hemorrhage は，頭蓋骨の骨折による中硬膜動脈からの出血で，硬膜と頭蓋骨の間に短時間に血腫を形成する。

硬膜下出血 subdural hemorrhage は大脳半球と硬膜の静脈洞の間にある架橋静脈の断裂による出血で，血腫の形成にはやや時間がかかる。

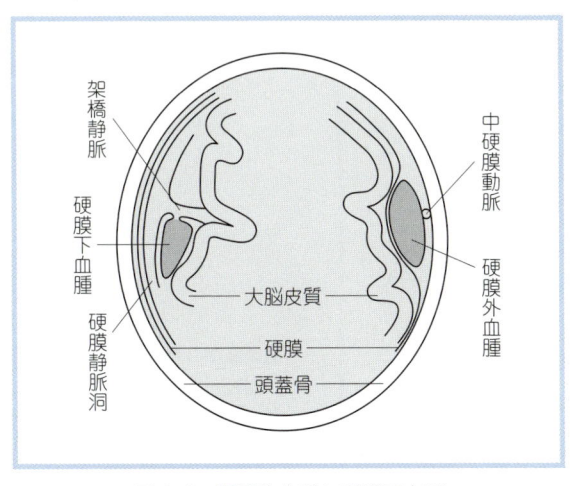

図4-4 硬膜外血腫と硬膜下血腫

硬膜外出血は中硬膜動脈の，硬膜下出血は架橋静脈の断裂により起こり，血腫が形成される。

● Check Test 4-21

硬膜外血腫の特徴はどれか．

A 中硬膜動脈の損傷　　B 架橋静脈の断裂　　C 嚢状動脈瘤の破裂
D 高血圧の既往　　　　E 閉塞性水頭症の存在

解答：A

4 肺の循環障害

肺塞栓症については前述した．

肺高血圧症には原因不明の原発性のものと，閉塞性肺疾患（肺気腫など），間質性肺疾患，さらに再発性肺血栓塞栓症や先天性肺疾患などで起こるものがある．**原発性肺高血圧症** primary pulmonary hypertension は 20〜40 歳の若い女性に多く，呼吸困難，チアノーゼ，右心不全をきたす．

急性呼吸窮迫症候群 acute respiratory distress syndrome（ARDS）は，敗血症，誤嚥性肺炎，外傷による肺毛細血管内皮障害により肺浮腫，硝子膜の形成をきたし，死亡率が高い疾患である．

5 消化管の循環障害

食道の出血は**食道静脈瘤** esophageal varices の破裂によることが多い（▶巻頭カラー p.20, 4-17）．これは肝硬変に伴って起こり，門脈圧が亢進するため，門脈からの血液が肝臓，肝静脈を経由し，下大静脈に還流しないで，バイパスである胃静脈，食道静脈を経ることによる食道静脈の拡張破裂である．

その他の食道からの出血としては，強い嘔吐後に食道境界部で裂傷が起こり，吐血する **Mallory-Weiss 症候群**がある．胃炎や消化性潰瘍，大腸憩室の出血については炎症の項で述べる．

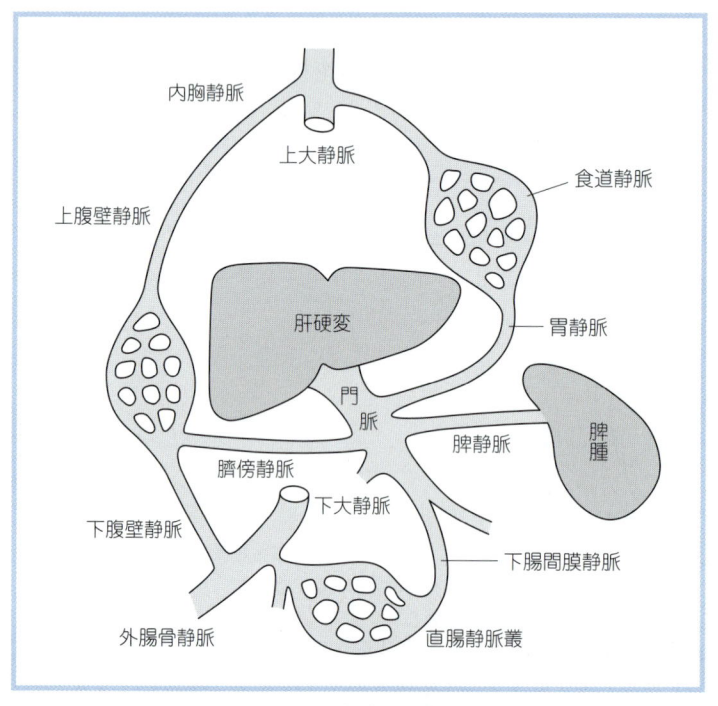

図 4-5　門脈圧亢進症

肝硬変があると門脈圧が亢進するため，血液が本来の肝臓，肝静脈を経由し，下大静脈に還流せず，バイパスである胃静脈，食道静脈を経て，上大静脈に還流する．その結果，食道静脈が拡張し，破裂することがある．

6 止血の異常

　止血の異常には，血管壁の異常，血小板の減少ないし機能異常，凝固因子の異常がある。

　血管壁の異常には，敗血症やリケッチア症で血管壁を直接損傷するものや，結合織の形成異常である**壊血病** scurvy（ビタミンCの減少による）や **Ehlers-Danlos 症候群**，免疫複合体が血管に沈着する Schönlein-Henoch 紫斑病がある。

　血小板の減少の代表としては，自己抗体により血小板が破壊される**特発性血小板減少性紫斑病** idiopathic thrombocytopenic purpura（ITP）がある。ITP では，骨髄では反応性に巨核球が増加する。ほかに血小板が減少する疾患には，微小血管に血栓が形成される**血栓性血小板減少性紫斑病** thrombotic thrombocytopenic purpura（TTP）と**溶血性尿毒症症候群** hemolytic uremic syndrome（HUS）があるが，前者では神経症状が，後者では腎障害が優勢の症状となる。

　血小板の機能異常としては先天的には血小板の粘着，凝集や分泌の異常により，また，後天的にはアスピリンやその他の非ステロイド系抗炎症薬（NSAID）によるものがある。

　凝固因子の異常では，大きな血腫や関節出血がみられる。第Ⅷ因子の欠乏による**血友病** hemophilia A が最も多く，X染色体連鎖劣性遺伝である。**von Willebrand 病**は常染色体優性遺伝疾患で，血小板機能と凝固経路の異常が特徴である。

● Check Test 4-22

第Ⅷ因子が欠乏する疾患はどれか。

A　再生不良性貧血　　　B　骨髄線維症　　　C　白血病　　　D　血友病　　　E　血小板減少性紫斑病

解答：D

5. 炎症と創傷治癒

　炎症は，局所の有害な刺激や障害に対する反応であり，炎症細胞の浸潤を特徴とし，その細胞の種類により，好中球が多ければ急性，化膿性炎症，組織球からなる肉芽腫を形成すれば慢性，肉芽腫性炎症などと分類される。
　各臓器で，病原体による炎症，免疫疾患による炎症など，どのような疾患が起こるかを理解する。

総論 1

一般目標：炎症の概念と感染症との関係，またそれらの治癒過程を理解する。

到達目標：1) 炎症の定義を説明できる。

> *Case* 1) 炎症の特徴に含まれ**ない**のはどれか。
> A 発　赤
> B 発　熱
> C 腫　脹
> D 疼　痛
> E 出　血

　炎症 inflammation とは，局所の有害な刺激や障害に対しての生物の反応である。炎症を起こす原因としては，病原微生物（細菌，ウイルス，真菌，寄生虫），物理学的刺激（外傷，熱，寒冷，放射線，日光），化学物質があり，また場合によっては自己の組織も炎症を引き起こす。これらによって局所に発赤，腫脹，熱感，疼痛が起こる。
　局所に有害な刺激や障害があると，一過性の血管収縮の後，細動脈の拡張が起こる（発赤となる）。その後，血管透過性が亢進し，血漿成分が血管外に漏れ出す（腫脹となる）。そして好中球が血管内皮細胞に付着し，血管外へ漏出する。好中球は血管から組織に出ると微生物や壊死組織を貪食し，熱感や疼痛をきたす化学物質を分泌する。
　炎症は化学物質が介在する過程である。血管透過性で重要なメディエータには，血管活性アミン（ヒスタミンとセロトニン），アナフィラトキシン（C3a と C5a），ブラジキニン（これは疼痛もきたす），ロイコトリエン C_4, D_4 および E_4, 血小板活性化因子（PAF）がある。白血球の粘着には，C5a, ロイコトリエン B_4, インターロイキン（IL)-1, 腫瘍壊死因子（TNF）が関与し，これらはすべて粘着物質であるインテグリン，セレクチンを活性化する。白血球の走化性には C5a, ロイコトリエン B_4, 細菌由来物質，サイトカインが関与する。プロスタグランジンが血管拡張，発熱，疼痛を引き起こすのに重要

な役割を果たす．IL-1，TNF および IL-6 は発熱をきたす．一酸化窒素は強力な血管拡張作用があり，組織球から放出されると組織を障害する．急性の炎症反応は IL-1 と TNF により促進される．

　　解答：E　炎症が起こると，発赤，発熱，腫脹，疼痛がみられる．

●Check Test 5-1

炎症に関与しないのはどれか．

A　ヒスタミン　　　　B　ロイコトリエン　　　C　アセチルコリン
D　セロトニン　　　　E　ブラジキニン

解答：C

到達目標：2）炎症の分類，組織形態学的変化と経時的変化を説明できる．

Case 2）化膿性炎症でみられるのはどれか．
　　A　リンパ球
　　B　形質細胞
　　C　好中球
　　D　好酸球
　　E　組織球

炎症は**急性炎症**と**慢性炎症**に分けられる．

前者では，まず血管内から血漿成分が漏出する．つまり外敵，異物などは液体を薄めるが，これを滲出 exudation という．滲出は，その成分によって血管透過性の亢進による黄色透明の線維素の少ない血漿成分からなる**漿液性** serous，線維素の多い**線維素性** fibrinous，好中球の多い**化膿性** suppurative（purulent）に分類される．急性炎症では浸潤している細胞の中に好中球が多く（▶巻頭カラー p.21，5-1，2），慢性炎症ではリンパ球や形質細胞，組織球（この3つを慢性炎症細胞ないし単核球と呼ぶことがある）が多い．

好中球で組織が破壊されると，**膿瘍**と呼ばれる好中球を多く含む腔ができる．

　　解答：C　化膿性炎症や急性炎症でみられるのは好中球である．

●Check Test 5-2

虫垂炎の炎症の種類はどれか．

A　化膿性炎　　B　出血性炎　　C　漿液性炎　　D　線維素性炎　　E　肉芽腫性炎

解答：A

到達目標：3）感染症による炎症性変化を説明できる。

> *Case* 3）乾酪壊死を特徴とするのはどれか。
> A 結 核
> B 急性虫垂炎
> C サルコイドーシス
> D つつが虫病
> E Crohn 病

　慢性炎症の1つの型である**肉芽腫性炎症** granulomatous inflammation では，類上皮細胞と呼ばれる組織球，巨細胞とリンパ球，形質細胞，線維芽細胞の集簇からなる**肉芽腫** granuloma がみられる。肉芽腫は，結核や真菌などの病原体が原因になるほか，肺門部のリンパ節が腫大するなどの症状を示すサルコイドーシス（▶巻頭カラー p.21, 5-3）などの原因不明の疾患でもみられる。

　結核では，乾酪壊死の周囲を類上皮細胞，核が馬蹄型に並ぶ Langhans 巨細胞，リンパ球が取り囲む肉芽腫を形成する（▶巻頭カラー p.22, 5-4）。

　炎症には免疫反応が必要だが，これがきちんと働かない状態を免疫不全状態といい，病原体などに対しての抵抗力が弱くなる。また免疫反応が過剰に働くと，アレルギーや自己組織を破壊する自己免疫疾患となる。

> 解答：A　サルコイドーシスと腸の炎症性疾患である Crohn 病（▶巻頭カラー p.22, 5-5）は肉芽腫を特徴とするが，乾酪壊死はない。結核は乾酪壊死を伴う肉芽腫が特徴。急性虫垂炎は好中球の浸潤からなる化膿性炎症であり，つつが虫病は壊死性血管炎（▶巻頭カラー p.27, 5-18）を起こす。

● Check Test 5-3

肉芽腫を形成しないのはどれか。

A　サルコイドーシス　　B　結　核　　C　非定型抗酸菌症
D　Crohn 病　　　　　　E　潰瘍性大腸炎

> 解答：E　潰瘍性大腸炎は陰窩膿瘍を形成する（▶巻頭カラー p.29, 5-22）が，肉芽腫は形成しない。

5．炎症と創傷治癒

◉*Check Test 5-4*

写真（▶巻頭カラー p.22, 5-6）中の矢印で示す細胞はどれか。

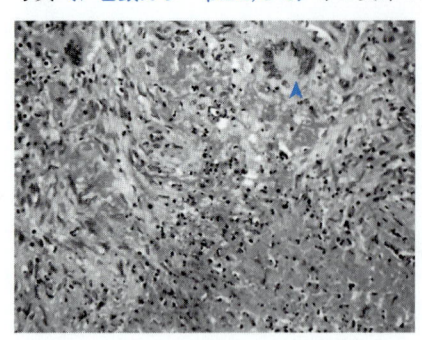

　A　類上皮細胞
　B　異物巨細胞
　C　Touton 巨細胞
　D　Langhans 巨細胞
　E　Reed-Sternberg 巨細胞

解答：D　多数の核が馬蹄形に並ぶ細胞を Langhans 巨細胞という．これは，結核の標本である．

到達目標：4）創傷治癒の過程を概説できる．

> *Case* 4）肉芽組織の特徴で**ない**のはどれか．
> 　A　毛細血管の増生
> 　B　出　血
> 　C　好中球の浸潤
> 　D　組織球の浸潤
> 　E　線維芽細胞の増殖

　単純な創傷治癒は，**一次治癒** primary wound healing と呼ばれる．手術創のように比較的少量の上皮と結合織が損傷を受けると，その隙間は血液で満たされ，その血液は凝固する．24 時間で好中球が浸潤し，上皮は 24～48 時間で再生する．72 時間で好中球に代わって組織球が浸潤し，毛細血管，線維芽細胞が増生し，**肉芽組織** granulation tissue（▶巻頭カラー p.23, 5-7）を形成する．その後，線維芽細胞から膠原線維が産生される．一般にはこの膠原線維もそのうち減少し，もとのような組織となる．肉芽組織は前述した肉芽腫と区別すること．

　二次治癒 secondary wound healing は，組織の欠損が大きい場合に起こり，炎症がより強く，肉芽組織がより多く，肉芽組織の筋線維芽細胞による収縮が大きな役割を果たす．

　創傷治癒を阻害する薬剤には副腎皮質ステロイド薬のほか，抗癌薬がある．さらにビタミン C，亜鉛欠乏，低タンパク血症，著しい貧血や低血圧，低酸素血症も創傷治癒の妨げとなる．

解答：B　肉芽組織では好中球，組織球などの炎症性細胞浸潤，毛細血管の増生，線維芽細胞の増殖があるが，出血は肉芽組織の特徴ではない．

◉*Check Test 5-5*

創傷治癒を妨げるのはどれか．
　A　抗うつ薬　　B　副腎皮質ステロイド薬　　C　抗凝固薬　　D　ヒスタミン H_2 受容体拮抗薬　　E　利尿薬

解答：B

総論 2

1 病理組織で同定可能な感染症

病理組織標本で病原体が同定できる疾患には、以下のようなものがある。

ウイルス感染では封入体がみられることで病因診断ができることがある。

ヘルペスウイルス群である**単純ヘルペスウイルス（HSV）1 および 2 型、水痘帯状疱疹ウイルス感染**では、皮膚や粘膜に水疱ができ、組織学的には核内封入体、スリガラス状核、多核の細胞が特徴的である（▶巻頭カラー p.23, 5-8）。

サイトメガロウイルス感染症は、免疫力が低下したときに症状が出ることが多く、大きな核内封入体がみえる（▶巻頭カラー p.23, 5-9）。

真菌疾患では菌体がみえる。例えば AIDS 患者などの免疫不全患者に起こる**ニューモシスチス肺炎**では HE 染色で肺胞内にもやもやした無構造物がみえるが、Grocott 染色では丸いがしわのある菌体がみえる（▶巻頭カラー p.24, 5-10 a, b）。

クリプトコッカス症は、肺や髄膜に病変を起こし、組織学的には丸い菌体で、周囲に厚い莢膜がある（▶巻頭カラー p.24, 5-11）。これは脳脊髄液でも、墨汁染色で透明帯としてみえる。HE 染色標本では異物巨細胞の中にあることもある。

カンジダ症は消化管などに感染し、長いソーセージ状の菌糸（▶巻頭カラー p.25, 5-12）がみえる。

アスペルギルス症は肺などに病変をきたし、45 度に分枝し、隔壁がある菌糸（▶巻頭カラー p.25, 5-13）がみえる。

細菌である**ノカルジア症**も肺などに病変をきたし、細長い菌糸体がみえる。細菌感染では、組織標本でもグラム染色を行い、陽性（青く染まる）か陰性（赤く染まる）か、また球菌か桿菌かなどの分類を行う。

Check Test 5-6

サイトメガロウイルス感染の病理所見として正しいのはどれか。

A 肺胞内の無構造物
B 45 度に分枝し、隔壁のある菌糸
C 円形で厚い莢膜のある菌体
D スリガラス状の多核の細胞
E 大きな核内封入体

解答：E

●*Check Test 5-7*●

嚥下痛で来院した患者の食道の内視鏡所見（▶巻頭カラー p.26, 5-14 a）と組織像（Grocott 染色）（▶巻頭カラー p.26, 5-14 b）を示す。

診断はどれか。

食道の内視鏡像　　　　　　　　　　　食道の組織像

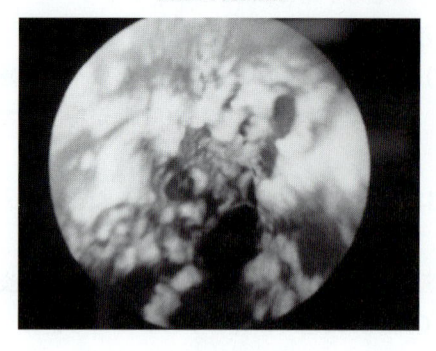

A　サイトメガロウイルス感染症　　　B　ヘルペスウイルス感染症
C　クリプトコッカス症　　　　　　　D　カンジダ症
E　アスペルギルス症

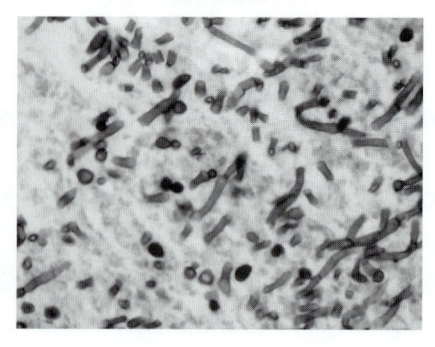

解答：D　食道内視鏡では粘膜を埋めるように白苔（矢印）がみえ，その組織標本（Grocott 染色）では多数の菌糸（矢印）がみえ，カンジダ症である。このような患者をみたら AIDS を考えなければならない。

●*Check Test 5-8*●

ニューモシスチス肺炎が起こるのはどれか。

A　新生児 TORCH 症候群　　B　流行する肺炎　　C　妊産婦
D　AIDS　　　　　　　　　　E　消耗性疾患

解答：D

2 過敏性反応（アレルギー反応）

Ⅰ型アレルギー（即時型，アナフィラキシー型）は，抗原と結合した IgE 抗体が肥満細胞または好塩基球に付着して数分以内に起こるものである。局所的には皮膚の腫れ，鼻，結膜の分泌亢進（花粉症），気管支喘息，胃腸炎（食物アレルギー）が起こるが，全身症状としてショックを起こし，死亡する場合もある。

Ⅱ型アレルギー（細胞傷害型）は，抗体が細胞や組織表面抗原と反応して起こる。輸血反応，胎児赤芽球症，自己免疫性溶血性貧血，無顆粒球症などがこの機序で起こる。

Ⅲ型アレルギー（免疫複合体型）では免疫複合体が組織に沈着し，炎症反応が起こる。血清病，溶連菌感染後糸球体腎炎，全身性エリテマトーデス（SLE）がこの機序で起こる。

Ⅳ型アレルギー（遅延型）は感作された T リンパ球により起こる。ツベルクリン反応，接触皮膚炎，移植臓器の拒絶がこの機序で起こる。

● **Check Test 5-9**

Ⅰ型アレルギーに関与するのはどれか。
A 肥満細胞　　B 免疫複合体　　C B細胞　　D T細胞　　E 脂肪細胞

解答：A

● **Check Test 5-10**

Ⅰ型アレルギーに関与するのはどれか。
A IgA　　B IgD　　C IgE　　D IgG　　E IgM

解答：C

● **Check Test 5-11**

血中免疫複合体を特徴とするのはどれか。
A 重症筋無力症　　B 全身性エリテマトーデス　　C 気管支喘息
D 花粉症　　E サルコイドーシス

解答：B

3 自己免疫疾患

　自己免疫疾患は原因不明の免疫反応が起こり，組織破壊が二次的に起こったのでないものをいう。単一ないし複数の臓器や組織に対して自己抗体がみられることもある。前者としては，自己免疫性溶血性貧血，悪性貧血での自己免疫性萎縮性胃炎，自己免疫性脳脊髄炎，自己免疫性精巣炎，Goodpasture 症候群，特発性血小板減少性紫斑病，1型糖尿病，重症筋無力症，Basedow 病（Graves 病），橋本病がある。後者としては全身性エリテマトーデス（SLE），関節リウマチ rheumatoid arthritis（RA），Sjögren 症候群，Reiter 症候群がある。

　全身性エリテマトーデス systemic lupus erythematosus（SLE）は女性に多く，蝶形紅斑など皮膚症状，腎臓，関節，漿膜に病変がある。抗核抗体が陽性になり，抗二本鎖 DNA 抗体や抗 Sm 抗体は診断特異性が高い。

　Sjögren 症候群は，唾液腺や涙腺の導管，血管周囲にリンパ球の浸潤があり，唾液減少による口腔乾燥，涙液減少による角膜乾燥をみる。

　全身性硬化症（強皮症） systemic sclerosis（scleroderma）は皮膚，消化管，腎臓，心臓，肺に進行性の線維化が起こる疾患である。

各 論

1 心臓の炎症性疾患

感染性心内膜炎 infective endocarditis は心臓の内膜，特に弁尖に微生物が付着増殖し，これに血栓，好中球が加わり，**疣贅** vegetation を形成する疾患（▶巻頭カラー p.26, 5-15）である。疣贅は弁や腱索を破壊し，弁の閉鎖不全をきたす。また疣贅はもろいので剝離し，菌血症を起こし，菌が播種する。また，全身に塞栓症状をきたしたり，免疫複合体により糸球体腎炎を起こす。

非感染性の心内膜炎としては，敗血症や癌の末期に凝固系が亢進されて，無菌性の血栓が弁や心内膜に付着して起こる**非細菌性血栓性心内膜炎** nonbacterial thrombotic endocarditis（▶巻頭カラー p.27, 5-16）や，SLE 患者で僧帽弁や三尖弁に炎症が起こることによる **Libman-Sacks 病**，小腸のカルチノイドが肝に転移し，生物活性のある物質により三尖弁や肺動脈弁が線維性肥厚する場合などがある。

心膜炎 pericarditis は通常，心疾患，全身性疾患，他の部位の癌の転移などにより二次的に起こることが多い。感染性の病因には細菌，結核菌，真菌，寄生虫がある。リウマチ熱，SLE，心臓手術，心筋梗塞，外傷，放射線照射が原因になることもある。また心囊に血液などの液体が貯留すると心臓の拡張障害が起こり，この状態を**心タンポナーデ** cardiac tamponade という。

●Check Test 5-12
菌血症がみられることが多いのはどれか。

A　尿毒症　　　　　　B　心筋梗塞　　　　　　C　全身性エリテマトーデス
D　感染性心内膜炎　　E　リウマチ性心疾患

解答：D

●Check Test 5-13
癌で死亡した患者に最もよくみられるのはどれか。

A　心筋炎　　　　　　B　リウマチ性心疾患　　C　非細菌性血栓性心内膜炎
D　線維性心膜炎　　　E　僧帽弁逸脱症

解答：C

2 血管の炎症性疾患

血管の炎症は，その炎症が起こる部位により，大血管の炎症，中血管の炎症，小血管の炎症に分けられる。

大血管の炎症には，巨細胞性動脈炎と大動脈炎症候群（高安病）がある。**巨細胞性動脈炎** giant cell arteritis（**側頭動脈炎** temporal arteritis）は 50 歳以上に多く，特に側頭動脈に起こる。頭痛の原因となり，眼動脈に炎症が及び失明することがある。生検では，血管の炎症とともに内弾性板の近くに巨細胞がみえる（▶巻頭カラー p.27, 5-17）。**高安病** Takayasu arteritis は**脈なし病** pulseless disease とも呼ばれ，視力障害や上肢の脈の微弱化があり，女性に多い。

中血管の炎症には多発動脈炎と川崎病がある。**結節性多発動脈炎** polyarteritis nodosa は，腎，肝，

腸間膜動脈，冠動脈に発生し，分岐部では動脈瘤を生じる。

川崎病 Kawasaki disease は，中ないし小動脈を侵し，急性期には発熱，口や結膜，手足，リンパ節の腫脹がみられ，冠動脈瘤の形成から血栓による動脈瘤の閉塞で，心筋梗塞を引き起こし，死亡することがある。

小血管の炎症である **Wegener 肉芽腫症** Wegener granulomatosis では，肉芽腫性血管炎が上気道，肺，腎に起こる。抗好中球細胞質抗体 C-ANCA が 80 ％ の患者で陽性になる。**Churg-Strauss 症候群**は全身性血管炎で，炎症細胞には好酸球を多く含み，喘息を起こす。

感染症による血管炎もある。**つつが虫病** tsutsugamushi disease（scrub typhus）などのリケッチア疾患では血管内皮細胞が障害され，血管炎が起こる（▶巻頭カラー p.27, 5-18）。**梅毒** syphilis では，大動脈の栄養血管の炎症により胸部大動脈の紡錘状拡張が起こる。

●Check Test 5-14●

抗好中球細胞質抗体 C-ANCA が陽性となるのはどれか。

A　Wegener 肉芽腫症　　B　側頭動脈炎　　C　サルコイドーシス
D　結節性多発動脈炎　　E　腎乳頭壊死

解答：A

●Check Test 5-15●

つつが虫病でリケッチアが障害するのはどれか。

A　血管内皮細胞　　B　神経細胞　　C　腎尿細管細胞
D　肝細胞　　E　線維芽細胞

解答：A

●Check Test 5-16●

肉芽腫性血管炎が上気道，肺，腎に起こるのはどれか。

A　Buerger 病　　B　Wegener 肉芽腫症　　C　川崎病
D　Raynaud 病　　E　側頭動脈炎

解答：B

3 肺の炎症性疾患

慢性閉塞性肺疾患 chronic obstructive pulmonary disease（COPD）は，狭窄や閉塞が肺の至るところで起こり気道抵抗が増す疾患であり，肺気腫，慢性気管支炎，気管支喘息などがある。

肺気腫 pulmonary emphysema は，終末細気管支より末梢の気腔の拡張で起こり，肺胞壁が破壊され，ふつう線維化を伴わない（▶巻頭カラー p.28, 5-19, p.29, 5-21）。

慢性気管支炎 chronic bronchitis は少なくとも 2 年連続して，少なくとも 3 か月の間，咳と痰が続く患者として臨床的に定義される。

気管支喘息 bronchial asthma は，種々の刺激による気管気管支系の反応性増加で起こる，発作性で

可逆的な過敏性気道として定義されている。組織学的には，粘液に剥離した上皮（Curschmann らせん体），好酸球，破壊された好酸球顆粒による Charcot-Leyden 結晶がみられる。気管支壁には基底膜の肥厚，好酸球の浸潤，杯細胞の増加がみられる（▶巻頭カラー p.28, 5-20）。

気管支拡張症 bronchiectasia は，慢性の壊死性感染による気管支，細気管支の拡張である。腫瘍，異物，慢性気管支炎，嚢胞性線維症，壊死性肺炎が原因になる。

拘束性肺疾患 restrictive pulmonary disease は肺実質の拡張能が減少する疾患であり，肺の結合織，特に肺胞隔壁にびまん性，慢性の障害があり，間質性肺疾患とも呼ばれる。

間質性肺疾患には，職業性疾患として鉱物塵や有機物塵の吸入で起こる**じん肺** pneumoconiosis と二酸化珪素の吸入で起こる**珪肺** silicosis，サルコイドーシス，特発性間質性肺炎がある。珪肺では線維性の結節がみられる。

特発性肺線維症 idiopathic pulmonary fibrosis（Hamman-Rich syndrome, chronic interstitial pneumonitis）は，間質のびまん性炎症と線維化が特徴であり，じん肺など間質の線維化を起こす疾患に似るが，その原因を特定できないものである。組織学的にはⅠ型肺胞上皮の障害があり，浮腫，肺胞内滲出物，硝子膜，肺胞壁の単核炎症性細胞浸潤を伴い，Ⅱ型肺胞上皮の過形成がみられる。滲出物は器質化し，線維化が肺胞壁に起きる。最終的には肺は立方上皮ないし円柱上皮で覆われた，拡張した気腔を線維組織が取り囲む像となり，**蜂窩肺** honeycomb lung となる（▶巻頭カラー p.29, 5-21）。

感染性の肺炎には，気管支肺炎，大葉性肺炎，間質性肺炎，肺膿瘍のほか，肺結核がある。

気管支肺炎 bronchopneumonia は，気管支炎または細気管支炎が拡がり巣状に病変がみられるもので，乳児と老人に多い。黄色ブドウ球菌，溶連菌，インフルエンザ桿菌，緑膿菌，桿菌で起こる。組織学的には気管支，細気管支とその周囲の肺胞に多数の好中球がみえる。

大葉性肺炎 lobar pneumonia は肺葉全体に病変がみえる。多くは肺炎球菌で起こるが，ときにクレブシエラ，黄色ブドウ球菌，インフルエンザ桿菌，グラム陰性桿菌（緑膿菌やプロテウス）でも起こる。うっ血期（充血，肺胞内の水腫，好中球，細菌），赤色肝変期（多量の赤血球と線維膿性滲出物），灰色肝変期（溶血と線維膿性滲出物），回復期（滲出物の酵素による分解と吸収，組織球による貪食，排泄により，正常の肺に回復）と経過する。

感染による間質性肺炎は，組織学的に間質に単核炎症性細胞浸潤がある。肺胞内には *Mycoplasma pneumoniae*，多くのウイルス，*Chlamydia psittaci*（オウム病），*Coxiella burnetti* で起こる。非定型肺炎とも呼ばれる。

4 消化管の炎症性疾患

胃炎 gastritis では，粘膜下組織血管の拡張，粘膜の出血，剥離が起こる。剥離が粘膜筋板を越えると**消化性潰瘍** peptic ulcer（十二指腸にもできる）となる。非ステロイド系抗炎症薬（NSAID）やアルコールが原因になる。慢性胃炎のうち，幽門部に主に起こる胃炎や潰瘍はヘリコバクター・ピロリ菌が原因になる。消化性潰瘍では合併症として穿孔，出血，線維化瘢痕による狭窄が起こる。

小腸では感染性による炎症が多い。コレラ，赤痢，サルモネラ，ロタウイルス，ノロウイルスが原因となるが，さらに原虫であるランブル鞭毛虫やクリプトスポリジウムなども原因となる。

Crohn 病は，回盲部を主とした慢性炎症性腸疾患で，肉芽腫がみられる（▶巻頭カラー p.22, 5-5）。炎症は全層性であり，結腸に skip lesion としてとびとびに病変ができるほか，小腸にも病変がみられる。Crohn 病と同じ慢性炎症性腸疾患である**潰瘍性大腸炎** ulcerative colitis は，粘膜内の炎症で，固有筋層以下に病変がみられることはまれで，病変は直腸，S状結腸から始まり，連続性に全結腸に及ぶことが

ある。陰窩膿瘍 crypt abscess は特徴的な所見である（▶巻頭カラー p.29, 5-22）。炎症で粘膜が剝離すると偽ポリポーシスとなる。

偽膜性腸炎 pseudomembranous colitis は，抗菌領域の広い抗菌薬を使用した場合に起こり，粘膜にフィブリンと炎症性細胞からなる噴火状の偽膜ができる（▶巻頭カラー p.30, 5-23 a, b）。肉眼的には一見ポリポーシスに似ているが，間違えないこと。腸管の大腸菌感染，特に O157：H7 では溶血性尿毒症症候群が起こることがある。結腸の感染症では，**アメーバによる大腸炎** amebic colitis（▶巻頭カラー p.30, 5-24）も重要である。

急性虫垂炎 acute appendicitis は，糞石により虫垂が閉塞し，粘膜の虚血と，それに続く細菌感染，虫垂壁の好中球浸潤（▶巻頭カラー p.21, 5-2），ときに穿孔を起こす。右下腹部における反跳痛（腹壁を押したときのみならず，放したときも痛い）の原因になるが，最初は心窩部痛で始まる。女性で，虫垂の粘膜層から固有筋層よりも漿膜にのみ好中球の浸潤が強い場合には，急性虫垂炎ではなく，卵管炎などからの炎症の波及を考えねばならない。

●**Check Test 5-17**

潰瘍性大腸炎でみられるのはどれか。
 A 肛門周囲膿瘍   B 腸管膀胱瘻   C 連続性病変
 D 縦走潰瘍   E 敷石病変

解答：C

●**Check Test 5-18**

急性虫垂炎の症状で**誤っている**のはどれか。
 A 発　熱   B 心窩部痛   C 反跳痛   D 圧　痛   E 血　便

解答：E

●**Check Test 5-19**

急性虫垂炎の切除した虫垂の病理所見はどれか。
 A 全層性に好中球浸潤   B 全層性にリンパ球浸潤   C 全層性に単球浸潤
 D 漿膜下に好中球浸潤   E 漿膜下にリンパ球浸潤

解答：A

5 肝炎とその周辺疾患

肝炎の原因ではウイルスが重要であるが，肝炎ウイルスと呼ばれているものには，以下のようなものがある。

A 型肝炎は経口感染する。潜伏期間 2〜4 週，急性肝炎を起こし，そのうち劇症肝炎は 1 % 以下である。慢性化はない。

B 型肝炎は非経口感染である。潜伏期間 4〜6 週で急性肝炎を起こし，そのうち劇症肝炎になる率は 4 % に及び，慢性肝炎 5 %，無症候性キャリア 5〜10 % となる。

C型肝炎は非経口感染で，その多くが慢性肝炎となる．我が国の慢性肝炎では最も多い．

B型肝炎，C型肝炎が慢性化するとその後，肝硬変となり，肝細胞癌が発生しやすくなる．D型肝炎は，B型肝炎に合併すると重症化しやすい．E型肝炎は経口感染し，妊婦が感染すると重症化しやすい．ウイルス性肝炎はその原因ウイルスに関わらず，病理像は類似している．

急性肝炎 acute hepatitis の組織像では，肝細胞腫大化，肝細胞索の乱れ，アポトーシスがある．劇症肝炎では肝細胞の脱落が目立つ．

慢性肝炎 chronic hepatitis では，Glisson 鞘へのリンパ球の浸潤と小葉内にリンパ球が漏れる piecemeal necrosis がみえる（▶巻頭カラー p.31, 5-25）．肝硬変になると，肝細胞の再生による再生結節を線維性隔壁が取り囲む（▶巻頭カラー p.31, 5-26）．肝硬変の合併症には，門脈圧亢進症による食道静脈瘤，脾腫，腹水などがある．

原発性胆汁性肝硬変 primary biliary cirrhosis は，原因不明で，おそらくは自己免疫による疾患であると考えられている．女性に多く，瘙痒感と黄疸がある．Glisson 鞘にリンパ球の浸潤があるが，慢性肝炎と違い，胆管への細胞浸潤，変性から肉芽腫を形成し（▶巻頭カラー p.31, 5-27），肝硬変になる．

アルコール性肝障害では，脂肪変性と細胞周囲線維化，Mallory 小体がみられる．

最近では全く飲酒しない人で同様の像を呈する患者がいることがわかってきて，これを非アルコール性脂肪肝炎 non-alcoholic steatohepatitis（**NASH**）と呼ぶ．

●Check Test 5-20

我が国の慢性肝炎の原因で最も多いのはどれか．

A A型　　B B型　　C C型　　D D型　　E E型

解答：C

●Check Test 5-21

A型肝炎の感染経路はどれか．

A 輸　血　　　　　　B 汚染された針や注射器　　　　　C 経　口
D 吸　入　　　　　　E 汚染された水による経皮

解答：C

●Check Test 5-22

A型肝炎発症1年後の所見はどれか．

A 粗な結節の形成　　　B 細かい結節の形成　　C 門脈域の線維化
D 門脈域の炎症性細胞浸潤　　E 正常の肝組織

解答：E

●*Check Test 5-23*●

門脈圧亢進症の原因として最も多いのはどれか。

A　肝硬変　　　B　門脈血栓症　　　C　門脈炎　　　D　肝静脈血栓症　　　E　門脈の腫瘍による圧迫

解答：A

6　膵臓の炎症性疾患

　急性膵炎 acute pancreatitis は，膵臓の消化酵素が放出される膵組織が消化され，炎症を起こす疾患である。急性膵炎では壊死，出血が起こる。

　慢性膵炎 chronic pancreatitis は繰り返し起こる急性膵炎の結果として起こる。合併症として膵嚢胞，石灰化，糖尿病が起こる。

7　腎炎およびネフローゼ症候群と尿路系の炎症性疾患

　糸球体性腎疾患には，糸球体由来の血尿があり，浮腫，高血圧を伴うことのある**腎炎症候群** nephritic syndrome と，タンパク尿（3.5 g/日以上），それに伴う低アルブミン血症，浮腫，高コレステロール血症のある**ネフローゼ症候群** nephrotic syndrome がある。ネフローゼ症候群には，微小変化群，巣状糸球体硬化症，膜性腎症がある。

　微小変化群 minimal change disease は，光顕的には正常（▶巻頭カラー p.32, 5-28）であるが，電子顕微鏡的には糸球体係蹄足突起の癒合がある。**巣状糸球体硬化症** focal segmental glomerular sclerosis は，ステロイド抵抗性であり，皮質の深い部分の糸球体の一部に硬化がある（▶巻頭カラー p.32, 5-29）。**膜性腎症** membranous nephropathy は，HE 染色ではびまん性に基底膜が肥厚，PAM-MT 染色では spike and deposit（▶巻頭カラー p.32, 5-30），蛍光抗体標本では IgG が糸球体係蹄に沿って染まる。二次性のネフローゼ症候群では，結節性変化（Kimmelstiel-Wilson 症候群）が特徴的な**糖尿病性腎症**（▶巻頭カラー p.6, 3-2）やアミロイドーシス（▶巻頭カラー p.33, 5-31）が有名である。

　腎炎症候群の代表的疾患には**急性糸球体腎炎** acute glomerulonephritis があり，A 群 β 溶連菌の感染後に免疫複合体の沈着で起こる。組織学的には，急性糸球体腎炎は糸球体が富核となり，好中球も多く，hump もある（▶巻頭カラー p.33, 5-32）。急性糸球体腎炎の 90 ％ 以上は完全に回復する。**急速進行性糸球体腎炎** rapidly progressive glomerulonephritis は，組織学的には半月体形成が特徴的であり（▶巻頭カラー p.33, 5-33），これは，溶連菌感染後糸球体腎炎とともに抗基底膜抗体により起こり，肺出血を伴う Goodpasture 症候群，ANCA 関連糸球体腎炎が原因となる。

　慢性糸球体腎炎の多くは，**メサンギウム増殖性腎炎** mesangial proliferative glomerulonephritis であり，正常では中央部を除いてほとんどないメサンギウムが，係蹄の間に増生する（▶巻頭カラー p.34, 5-34）。蛍光免疫標本では，その増殖したメサンギウムに IgA が染まるため，**IgA 腎症**と呼ばれている。アレルギー性紫斑病（Schönlein-Henoch 紫斑病）による腎炎も IgA 腎症の像をとる。

　腎炎症候群とネフローゼ症候群の両者の特徴をもつものには，膜性増殖性糸球体腎炎と，二次性として全身性エリテマトーデス（SLE）に伴う腎炎がある。**膜性増殖性糸球体腎炎** membranoproliferative glomerulonephritis は HE 染色では分葉状を示し，PAM-MT 染色では double contour を示す（▶巻頭カラー p.34, 5-35 a, b）。SLE では典型的な糸球体病変は wire loop lesion であるが，いろいろな糸球体病変が起こる（▶巻頭カラー p.35, 5-36）。

　骨髄腫腎 myeloma kidney では尿細管の中に Bence Jones タンパクが貯留し，尿細管が拡張し，異型

巨細胞もみえる（▶巻頭カラー p.35, 5-37）。

　間質性腎炎 interstitial nephritis では，間質のリンパ球の浸潤がみられ，薬物，慢性腎盂腎炎などが原因となる。**慢性腎盂腎炎** chronic pyelonephritis は，繰り返す**急性腎盂腎炎** acute pyelonephritis や細菌を完全に排除できない場合に起こる。膀胱尿管逆流も原因として考えられている。腎臓にはリンパ球の浸潤があり，尿細管が拡張し甲状腺様となる。

　膀胱炎 cystitis は女性に多い。

● *Check Test 5-24* ●

成人ネフローゼ症候群の診断に必要なのはどれか。

A　血　尿　　　　　　　　B　貧　血　　　　　　　　C　尿タンパク 3.5 g/日
D　高トリグリセライド血症　　E　高 γ-グロブリン血症

解答：C

● *Check Test 5-25* ●

ネフローゼ症候群をきたすのはどれか。

A　痛風腎　　　　　　　　B　悪性腎硬化症　　　　　　C　IgA 腎症
D　糖尿病性腎症　　　　　E　Sjögren 症候群

解答：D

● *Check Test 5-26* ●

ネフローゼ症候群を**きたさない**のはどれか。

A　糖尿病性腎症　　　　　B　アミロイドーシス　　　　C　急性糸球体腎炎
D　膜性腎症　　　　　　　E　巣状糸球体硬化症

解答：C

● *Check Test 5-27* ●

多くの溶連菌感染後急性糸球体腎炎の経過でみられるのはどれか。

A　慢性糸球体腎炎に進行する。　　　　　　B　膜性腎症に進行する。
C　急速進行性糸球体腎炎に進行する。　　　D　巣状糸球体硬化症に進行する。
E　完全に回復する。

解答：E

● Check Test 5-28
糸球体が分葉状の像をとるのはどれか。
A　微小変化群　　　　　　B　膜性腎症　　　　　　　　C　巣状糸球体硬化症
D　膜性増殖性糸球体腎炎　　E　全身性エリテマトーデス（SLE）

解答：D

● Check Test 5-29
血漿膠質浸透圧の減少が全身浮腫の原因となるのはどれか。
A　うっ血性心不全　　B　肺癌　　C　収縮性心膜炎　　D　頭部外傷　　E　ネフローゼ症候群

解答：E　ネフローゼ症候群では低タンパク血症により、血漿膠質浸透圧が減少し、浮腫をきたす。

● Check Test 5-30
急速進行性糸球体腎炎の特徴はどれか。
A　メサンギウム細胞の増加　　　　　　B　電子顕微鏡的に足突起の癒合
C　Bowman嚢内の半月体形成　　　　　D　糸球体基底膜の肥厚
E　メサンギウム領域のIgAの沈着

解答：C

● Check Test 5-31
膜性腎症の特徴はどれか。
A　血尿　　B　多尿　　C　糖尿　　D　蛋白尿　　E　ビリルビン尿

解答：D

8 女性生殖器の炎症性疾患

　女性生殖器の感染は，部位により外陰炎，腟炎，子宮頸管炎，子宮内膜炎，卵管炎があるが，多くの場合には2臓器以上に炎症が及ぶ。内生殖器の感染を総称して**骨盤内炎症性疾患** pelvic inflammatory disease（PID）と呼ぶ。PIDは子宮，卵管，骨盤腹膜に及ぶ慢性炎症で，多くの場合，繰り返し，多細菌性，上行性で性行為感染によるものである。原因菌には淋菌，大腸菌，マイコプラズマ，クラミジアなどがある。慢性の炎症，膿瘍，腹膜との癒着をきたし，不妊症や子宮外妊娠をきたしやすくなる。

● Check Test 5-32
慢性卵管炎の合併症はどれか。
A　子宮外妊娠　　B　子宮頸癌　　C　子宮内膜症　　D　子宮内膜の嚢胞状過形成　　E　絨毛癌

解答：A

9 骨格筋の炎症性疾患

　筋肉の炎症では感染性，自己免疫性がある．自己免疫疾患では，**多発性筋炎** polymyositis（▶巻頭カラー p.35, 5-38）と**皮膚筋炎** dermatomyositis がある．感染性の原因にはコクサッキー B 群ウイルス，溶連菌，旋毛虫などがある．**破傷風** tetanus は，破傷風菌が放出する毒素により筋症状が起こる．

10 関節の炎症性疾患

　変形性関節症 osteoarthritis は，関節軟骨のびらんとその下の骨の硬化が特徴の変性による関節疾患である．

　関節リウマチ rheumatoid arthritis は，慢性炎症性疾患で多臓器を侵すが，特に関節を障害する．パンヌスと呼ばれる炎症性に増殖した滑膜により，関節軟骨にびらんが生じ，関節に線維化，拘縮をきたす．さらに血管炎や皮下結節がみられることもある．

11 神経の炎症性疾患

　髄膜炎では，発熱，意識障害とともに項部硬直や Kernig 徴候，Brudzinski 徴候といった髄膜刺激症状がみられる．

　ウイルス性髄膜炎 viral meningitis では，髄膜にリンパ球の浸潤がみえる．

　細菌性髄膜炎 bacterial meningitis は，新生児では大腸菌が原因になる場合が最も多く，乳児ではインフルエンザ桿菌が，成人では肺炎球菌と髄膜炎菌が原因となることが多い．髄膜に好中球の浸潤があり（▶巻頭カラー p.36, 5-39），脳脊髄液検査でもこれを反映し好中球がみられるほか，タンパクの増加，ブドウ糖の減少がある．これに対して，ウイルス性髄膜炎ではリンパ球がみられ，タンパクは増加するが，ブドウ糖は正常のことが多い．

　慢性髄膜炎としては**結核性髄膜炎** tuberculous meningitis があるが，脳底部に好発し，巨細胞を含む類上皮細胞肉芽腫とリンパ球がみられ（▶巻頭カラー p.36, 5-40），脳神経を取り囲み症状をもたらす．

　腫瘍も髄膜症状をきたすことがある．**癌性髄膜症** meningeal carcinomatosis では特に腺癌が髄膜に拡がり（▶巻頭カラー p.36, 5-41）やすく，また，急性リンパ性白血病は白血病細胞（▶巻頭カラー p.37, 5-42）が髄膜に拡がる．

　脳実質の炎症を脳炎という．**ヘルペス脳炎** herpes encephalitis は側頭葉に起こることが多い．**ポリオウイルス**は，脊髄前核や延髄の運動神経細胞を障害する．サイトメガロウイルスは胎児や新生児の脳室周囲の白質を特に障害しやすい．

　海綿状脳炎にはプリオン病の **Creutzfeldt-Jacob 病**があり，灰白質や基底核に小さな空胞がみられ，スポンジ状（海綿状）を呈する（▶巻頭カラー p.37, 5-43）．進行性の認知症が起こり，不治である．

　多発性硬化症 multiple sclerosis は慢性，再発性，進行性の脱髄性疾患で，増悪・寛解を繰り返す．脱髄性疾患は，中枢神経では髄鞘のある白質が障害される．脱髄斑は脳室周囲，視神経にできやすい（▶巻頭カラー p.38, 5-44 a, b）．この脱髄斑のある部位により運動能障害，視神経障害，感覚障害や平衡障害が起こる．

Check Test 5-33
新生児期の髄膜炎の原因菌として最も多いのはどれか。
A 肺炎球菌　　B 髄膜炎菌　　C 大腸菌　　D クレブシエラ　　E 淋　菌

解答：C

Check Test 5-34
項部硬直をきたすのはどれか。
A Parkinson病　　B 多発性硬化症　　C 髄膜炎　　D 脳梗塞　　E 頸椎症

解答：C

Check Test 5-35
ウイルス性髄膜炎の脳脊髄液所見はどれか。
A 好中球増加　　B 糖正常　　C タンパク減少　　D 細胞数減少　　E 髄液圧低下

解答：B

Check Test 5-36
増悪・寛解を繰り返すのはどれか。
A Guillain-Barré症候群　　B 髄膜炎　　C 脳出血
D 多発性硬化症　　E 脊髄小脳変性症

解答：D

Check Test 5-37
病変が白質に限られるのはどれか。
A 髄膜炎　　B 脳梗塞　　C 脳動静脈奇形　　D 頭部外傷　　E 多発性硬化症

解答：E

Check Test 5-38
大脳半球の脳室周囲の脱髄斑を特徴とするのはどれか。
A 筋萎縮性側索硬化症　　B 脊髄空洞症　　C 多発性硬化症
D Huntington病　　E Alzheimer病

解答：C

6. 腫　瘍

　腫瘍とは制御なく細胞増殖が起こることである。その悪性、良性は成熟細胞と形態的にどれだけ離れているかによる異型性で区別する。悪性の腫瘍は浸潤、転移する。また腫瘍の組織型はどの成熟細胞に類似しているかで分類する。上皮由来は癌、非上皮由来は肉腫である。

　腺癌は胃、大腸、胆、膵臓、子宮体部などに、扁平上皮癌は食道、子宮頸部などに多い。移行上皮癌は腎盂、尿管、膀胱に発生する。肺では腺癌、扁平上皮癌、小細胞癌が発生する。

　血液疾患では白血病やリンパ腫のみならず、3系統（赤血球、白血球、血小板を形成する細胞）の増減する疾患を学ぶ。

　内分泌疾患は腫瘍のみならず、過形成、低形成、炎症が臨床的に問題となり、その内分泌臓器が分泌するホルモンの増減により、どのような病態が起こるかを理解する。

総論 1

> 一般目標：細胞の増殖・分化の機構とそれらの異常を学び、腫瘍の定義、発生機構と病態を理解する。

到達目標：1）組織の再生と修復や肥大、増生、化生、異形成と退形成を説明できる。

> *Case* 1）気管支の円柱上皮が成熟重層扁平上皮に変化することを示すのはどれか。
> 　　A　化　生
> 　　B　異形成
> 　　C　肥　大
> 　　D　増　生
> 　　E　新生物

　再生 regeneration は組織が欠損したときに同一組織でその部分を補うことをいう。創傷では組織が欠損するが、その部位では血液が凝血し、その後、肉芽組織に置き換わり、治癒し、**修復** reparation される。肉芽組織については炎症の章で述べた。

　通常、体細胞の多くは、細胞内小器官が少なく、大部分を核が占める未熟な細胞から、必要とされる機能により分化し、細胞内小器官や構造を発達させ、成熟した細胞となる。例えば、小腸の陰窩の増殖帯にある未熟な細胞は、内腔に向かうにつれ、粘液を産生する杯細胞や、栄養吸収のため刷子縁をもつ吸収上皮に、また基底部に向かうにつれて Paneth 細胞に分化し、成熟する。

化生 metaplasia とは成熟し，十分に分化したある種の組織が，他の種の分化した組織へと異常に変化することをいう。例えば，胃では本来は腺窩上皮や，幽門腺や胃底腺の細胞がみられるのであるが，これが杯細胞，刷子縁，Paneth 細胞などの小腸上皮の特徴のある上皮に変化するとき，**腸上皮化生** intestinal metaplasia（▶巻頭カラー p.42, 6-1）と呼ぶ。また気管支上皮は正常では多列線毛上皮であるが，重層扁平上皮に化生する（**扁平上皮化生**）。

　異形成 dysplasia とは，正常では骨が存在せず，線維結合組織のみが存在する部位で，骨の発育が起こるような，該当の器官や部分に対して正常ではない，細胞学的および組織学的要素が発育することをいう。

　肥大 hypertrophy はある部位または器官の容量が増大することであるが，正常の成長，腫瘍による増大を除く。この用語は，体積の増大による個々の組織要素の量的増大に限定されるのであって，細胞数の数的増加を示すのではない。肥大に対して**過形成**（**増生**）hyperplasia は，組織または器官における細胞数の増加をいうが，厳密な区別が困難なことも少なくない。

> 解答：A　十分に分化した組織である気管支の円柱上皮が，他の分化した組織である成熟重層扁平上皮に変化することを化生という。

●**Check Test 6-1**

42 歳の女性。喫煙者である。気管支鏡検査を実施したところ，扁平上皮がみられた。
この状態を示すのはどれか。

A　異形成　　　B　無形成　　　C　過形成　　　D　退形成　　　E　化　生

解答：E

到達目標：2）良性腫瘍と悪性腫瘍の違いを説明できる。

> *Case* 2）　良性腫瘍の特徴はどれか。
> 　　A　浸潤する。
> 　　B　境界が明瞭である。
> 　　C　異型が強い。
> 　　D　リンパ管に入る。
> 　　E　転移する。

　良性腫瘍 benign tumor は発生した場所（局所）にとどまって，連続的に膨らむように増殖（膨張性増殖）するものである。良性腫瘍は正常組織との境界が肉眼的にも明瞭であり，周囲の組織を破壊することは少ない。

　これに対して，**悪性腫瘍** malignant tumor は周囲の組織にしみ出すように，腫瘍細胞がばらばらになり，周囲の組織を破壊しながら増殖し，拡がる。この増殖のしかたを**浸潤** invasion と呼ぶ（▶巻頭カラー p.42, 6-2）。**転移** metastasis は悪性腫瘍の最も特徴的な性質で，もとの場所（原発巣）から，リンパ管や血管を流れて，離れたところに拡がり，そこで増殖することをいう（▶巻頭カラー p.42, 6-3）。浸潤していなければ転移は起こらないが，いったん浸潤すれば転移する可能性がある。

> 解答：B　異型が強く，浸潤し，リンパ管や血管に入り転移するのは悪性腫瘍である。良性腫瘍は境界が明瞭である。

到達目標：3）上皮性腫瘍と非上皮性腫瘍の違いを説明できる。

> *Case* 3）非上皮性腫瘍はどれか。
> A　扁平上皮癌
> B　移行上皮癌
> C　悪性リンパ腫
> D　腺　癌
> E　悪性黒色腫

　腫瘍はその発生のもとになると推定される細胞や組織によって分類されている。すなわち皮膚や消化管など腔を作っている臓器の内側の粘膜や，それに由来する腺を覆っている上皮から発生した（上皮由来）と推定されれば**癌** carcinoma，筋，結合組織や血液細胞など上皮由来でない，つまり非上皮由来と考えられれば**肉腫** sarcoma と呼ばれる。血液の癌と一般に呼ばれている白血病やリンパ節の癌といわれる悪性リンパ腫は非上皮由来であり，正確には癌ではなく肉腫となる。

　癌はさらに，その由来する上皮によって腺癌（腺腔形成や粘液がある）（▶巻頭カラー p.43, 6-4），扁平上皮癌（角化，細胞間橋がある）（▶巻頭カラー p.43, 6-5）などに分類される。肉腫も同様にその由来する組織との近似性により，平滑筋肉腫，線維肉腫，横紋筋肉腫というように分類する。異型が強く，分化度の低い腫瘍は免疫組織化学染色（癌でのケラチン，平滑筋由来の腫瘍の平滑筋アクチンなどを，それらに対する抗体に色素を付着させたもので染める）を行ってもその組織由来がわからないことがよくある。

> 解答：C　癌は上皮性であり，悪性黒色腫も上皮性であるが，リンパ球は上皮細胞でなく，悪性リンパ腫は非上皮性腫瘍である。

● Check Test 6-2

上皮性の悪性腫瘍はどれか。
A　肺腺腫　　　　　B　上腕骨骨幹端骨肉腫　　　C　平滑筋肉腫
D　肺腺癌　　　　　E　悪性リンパ腫

解答：D　B, C, E は非上皮性，A は上皮性であるが良性である。

● Check Test 6-3

非上皮性悪性腫瘍はどれか。
A　大腸腺腫　　B　平滑筋肉腫　　C　肺腺腫　　D　膀胱癌　　E　肝細胞癌

解答：B　A, C は良性上皮性，D, E は悪性上皮性である。

到達目標：4）腫瘍細胞の異型性と多型性を説明できる。

> Case 4） 腺癌と腺腫で，前者に特徴的なのはどれか。
> 　　　　A　分化度が高い。
> 　　　　B　分裂像が少ない。
> 　　　　C　腺腔形成が明瞭である。
> 　　　　D　異型が強い。
> 　　　　E　核の大小不同が少ない。

　成熟細胞では，核の大きさや核/細胞比（N/C比）が小さく，分化した細胞の機能を保有している。また核の大小不同もあまりなく，均一であり，細胞の位置による機能，例えば上皮細胞ならば，管腔側と基底膜側という極性が保たれている。これに対して，腫瘍細胞は未熟な細胞に似ており，核/細胞比が高く，極性が消失し，正常の機能を失っている場合が多い。また核や細胞の大小不同や形の違いも目立つ（これを**多型性** pleomorphism と呼ぶ）。このような成熟細胞との違いを**異型性**と呼んでいる。そして異型性の程度とは正常の分化した成熟細胞との形態的な隔たりをいう。高分化な腫瘍では異型は軽度である。一方，核/細胞比が大きく，由来する細胞の機能が少ない，ないしほとんどないものは低分化または退形成で，異型は高度である。つまり，異型度と分化度は逆の関係になる。

　大腸の正常粘膜，良性腫瘍である腺腫，悪性腫瘍である腺癌を例にとり説明する。正常の大腸の粘膜には上皮細胞からなるくぼみである陰窩，腺があり，この陰窩は分枝がなく，まっすぐで，腔は均一でそろっている（▶巻頭カラー p.43, 6-6）。その上皮は粘液が多く，核はその細胞の管腔から離れた基底膜に近い側にあり，小型である。腺腫では腺の形が不規則になり，分岐もみられるようになる。細胞も粘液が少なくなり，核が大きくなり，核の位置も基底部より離れる細胞が多くなる（▶巻頭カラー p.44, 6-7）。癌になると，核が大きく，形も不整になるとともに，腺が密になり，形は不規則で，腺の中に上皮の橋渡しがみられたりする（▶巻頭カラー p.43, 6-4, p.44, 6-8）。上皮の橋渡し構造がみられるということは，その細胞は正常での管腔側，基底膜側という極性がなくなっていることを示し，癌であることを強く示唆する。

> 解答：D　高分化の腺癌でも異型高度の腺腫より分化度が低く，異型は強い。異型が高度であるから正常細胞や組織とは形態学的に大きな違いがあり，腺腔形成が不明瞭であり，核の大小不同が強くなる。

到達目標：5）局所における腫瘍の増殖，局所浸潤と転移を説明できる。

> Case 5） 細胞の接着に寄与し，腫瘍細胞では変化ないし無効化するのはどれか。
> 　　　　A　ラミニン
> 　　　　B　カドヘリン
> 　　　　C　インテグリン
> 　　　　D　カテプシン
> 　　　　E　コラーゲン

　腫瘍を語る場合の局所とは腫瘍が発生した場所またはそのすぐ近傍をいう。浸潤については既に述べた。ここでは浸潤転移の分子機序について簡単に述べる。

　腫瘍細胞が浸潤転移するためには，まず隣接する細胞との結合が断裂し，ラミニンやコラーゲンとい

った基質と結合する．その後，この基質を破壊し，血管に入り込む．そして腫瘍細胞は血流にのって適当な臓器に流れ着き，そこで，血管から出て再び増殖する．

　細胞間の結合は，カドヘリンなどの種々の接着分子が担っている．腫瘍細胞ではこれらの分子が変化し，接着能力がなくなり，細胞間結合が弱くなる．また腫瘍細胞はⅣ型コラーゲン（基底膜を構成する）を消化する酵素やその他のコラーゲン消化酵素を産生することによって浸潤する．さらに腫瘍細胞はラミニンに対する特殊な受容体を発現したり，またフィブロネクチンやビトロネクチンなどの基質成分や，いろいろな種類のコラーゲンに対する受容体として作用するインテグリンを発現する．また乳癌の転移能と相関があるとされるカテプシンBなどのタンパク質分解酵素も産生する．

　血流にのった腫瘍細胞は特殊な接着分子を発現し，特異的な臓器の内皮細胞に付着する．転移が起こる臓器によっては腫瘍細胞に対し，その腫瘍細胞を引き付ける物質を産生する．これが臓器によって転移が起こりやすいか否かの差となり，肺や肝で転移が多く，脾で転移が起こりにくい理由とされている．

　　解答：B　細胞接着に寄与している分子はカドヘリンである．

到達目標：6）腫瘍発生に関わる遺伝的要因と外的因子を概説できる．

> Case 6）子宮頸癌と関係の深いのはどれか．
> 　　A　HPV
> 　　B　HBV
> 　　C　HCV
> 　　D　HIV
> 　　E　HTLV

　癌の発生は体細胞の遺伝子の変異の積み重ね（食べ合せ）で起こるが，その遺伝子の変異は外的因子によって影響を受ける．外的因子には喫煙，放射性物質，食事，ウイルス感染，炎症性疾患がある．

　遺伝的要因が知られているものには，*RB*遺伝子での家族性の網膜芽細胞腫，*BRCA1*遺伝子の変異での家族性の乳癌や卵巣癌，*APC*遺伝子での家族性腺腫症およびDNAミスマッチ修復遺伝子（DNAの不適正塩基対をもとに戻す酵素の遺伝子）での家族性非ポリープ性大腸癌などがある．

　また，外的因子としては，ある種のウイルスが病因になっている例がある．これにはEpstein-BarrウイルスでのBurkittリンパ腫，上咽頭癌，B型およびC型肝炎ウイルス（HBVおよびHCV）の慢性感染による肝細胞癌，HTLV（ヒトT細胞白血病ウイルス）-1による成人T細胞白血病，ヒトパピローマウイルス（HPV）による子宮頸癌が知られている．

　また以前の癌で行われた抗癌薬治療や放射線照射が，その後の癌の発生に関与していることも多い．

　　解答：A　HPVは子宮頸癌，HBVとHCVは肝細胞癌，HTLVは成人T細胞白血病を，またHIVはAIDS（後天性免疫不全症候群）を引き起こすウイルスである．

● *Check Test 6-4*

ウイルスと腫瘍の関係について正しいのはどれか。
A　ヒトパピローマウイルス —————— 肝細胞癌
B　HTLV-1 —————————————— Kaposi 肉腫
C　C 型肝炎ウイルス ————————— 胆管細胞癌
D　単純ヘルペスウイルス —————— 外陰扁平上皮癌
E　EB ウイルス ——————————— 上咽頭癌

解答：E

到達目標：7）癌遺伝子と癌抑制遺伝子を概説できる。

Case 7)　癌抑制遺伝子はどれか。
A　*c-myc*
B　HER-2/*neu*
C　*p53*
D　*ras*
E　BCL-2

　癌遺伝子は，正常時には細胞の増殖を制限する遺伝子に異常が生じたものである．癌抑制遺伝子は，正常時には癌の発生と増殖を抑えるタンパク質の遺伝子情報をもっており，これにより癌の発生を抑制する．

　癌遺伝子には *c-myc*（Burkitt リンパ腫の発生に関与している，以下同様），*BCL-2*（濾胞性リンパ腫），HER-2/*neu*（乳癌），*ras*（結腸癌）などがある．

　癌抑制遺伝子には *RB*（網膜芽細胞腫），*BRCA1* と *BRCA2*（乳癌，卵巣癌），*p53*（大部分のヒトの癌）などがある．家族性に *p53* の変異があり，癌が起こりやすいものを Li-Fraumeni 症候群と呼ぶ．

　解答：C　*c-myc*，HER-2/*neu*，BCL-2，*ras* は癌遺伝子で，*p53* のみが癌抑制遺伝子である．

総論 2

1 病期分類

　悪性腫瘍の予後を知る方法として，病期分類がある。これは診断時に腫瘍がどこまで拡がっているかによって分類するものである。当然ながら腫瘍が転移しておらず，発生した部分のみにあるものは，隣接臓器に浸潤，リンパ節，遠隔臓器に転移しているものより予後は良い。結腸・直腸癌で使用される病期分類である Dukes 分類では，A：癌の浸潤が固有筋層（▶巻頭カラー p.44, 6-9）までにとどまるもの，B：癌の浸潤が固有筋層を越えるもの，C：リンパ節転移のあるもの，D：遠隔転移のあるもの，として分類している。TNM 分類では腫瘍の大きさ（T），リンパ節転移の存在（N），遠隔転移の存在（M）で病期を 0～Ⅳ期に分類している。

2 細胞診

　子宮頸部の扁平上皮癌の診断には，子宮頸部の癌がある部位を綿棒などで擦ることによって細胞を採取し，それをスライドガラスに塗りつけ（塗抹と呼ぶ），固定，染色し，顕微鏡で診断するという擦過検体による細胞診が欠かせない。さらに喀痰や腹水や胸水を採取して，遠心分離し，集めた細胞を塗抹する細胞診や，近年では甲状腺，乳腺などに針を刺し，細胞を吸引して採取する穿刺吸引細胞診もよく行われる。スライドガラスに塗抹された検体はアルコールで固定され，主に Papanicolaou 染色がなされる。なお組織標本はホルマリン固定された後，アルコールによる脱水の後，パラフィンに包埋され，薄切されたものが HE 染色され，顕微鏡で観察される。

　細胞診標本では，腺癌は細胞の集塊が立体的であり，核網は比較的細かく，核小体が明瞭である（▶巻頭カラー p.45, 6-10）。一方，扁平上皮癌では核網は粗く，細胞質は厚く，オレンジ G 好染でギラギラしている（▶巻頭カラー p.45, 6-11）。

Check Test 6-5

　喀痰細胞診像（▶巻頭カラー p.45, 6-12）を示す。
　診断はどれか。

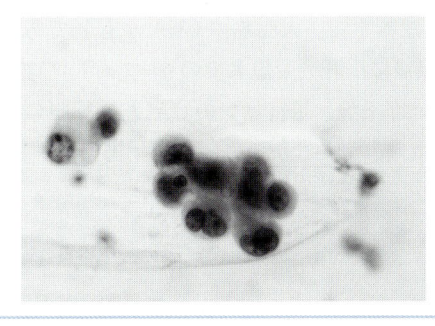

　A　腺　癌
　B　扁平上皮癌
　C　小細胞癌
　D　悪性リンパ腫
　E　大細胞癌

解答：A　核小体が目立ち（矢印 1），核網が繊細（矢印 2），立体的な集塊（矢印 3）を呈しており，腺癌である。

3 境界病変の扱い

既に述べたが，扁平上皮癌にも前癌病変がある．特によく知られているのは，子宮頸部である．腺系の腺腫に相当するものを，**異形成** dysplasia と呼んでおり，その異型の程度により，軽度，中程度，高度に分類する．

軽度異形成に比べ，中程度，高度異形成ではN/C比（核/細胞質の大きさの比率）の高い細胞が基底膜から離れた表層側にみられるのがわかる（▶巻頭カラー p.46, 6-13 a～d）．

また**上皮内癌** carcinoma *in situ*（CIS）（▶巻頭カラー p.47, 6-14）では，高度異形成の場合より核の張りがみられるものの，区別が困難である場合が多い．このような病変では複数の病理医の間で診断が一致しなかったり，同じ病理医でも診断時によって診断の不一致をみることがある．したがって，この2つの診断の違いで，上皮内癌なら子宮摘出，高度異形成なら経過観察というような治療法が大きく変わる危険性を，特に今後妊娠を希望する女性には避けたい．そこで，この2つを区別せずに，**子宮頸部上皮内腫瘍** cervical intraepithelial neoplasia（CIN）Ⅲとし，子宮頸部のみを円錐状に切除する円錐切除術を行うのが望ましい．そして浸潤がなく，切離断端に腫瘍細胞がなければ，治療完了となる．なお，CIN Ⅰは軽度異形成に，CIN Ⅱは中程度異形成に相当する．さらに近年では**扁平上皮内病変** squamous intraepithelial lesion（SIL）の low grade と high grade として，moderate dysplasia 以上 CIS までを high grade SIL としている．

前述した腺系の場合も同様で，高度異型の腺腫と高分化腺癌の区別が難しいことが少なくない．そこで，胃の腺腫および高分化の粘膜内癌には内視鏡的粘膜切除術を行い，大腸のポリープで組織学的に高度異型の腺管腺腫および腺腫内癌や粘膜癌ではポリペクトミーを行うが，これも浸潤がなく，切離断端に腫瘍細胞がなければ治療完了となる．

子宮内膜ではプロゲステロンを投与し，それを中止することによって月経と同じく，子宮内膜を剥離させる（これを消退出血と呼ぶ）．その後，内膜生検を繰り返し，腫瘍細胞がみられなければ治療完了としている．

4 腫瘍マーカー

腫瘍マーカーとは腫瘍組織から血流中へと分泌される物質であり，血清中に腫瘍マーカーが検出された場合，特定の腫瘍の存在を示す場合がある．術後に腫瘍マーカーの値が低下することは，腫瘍が十分取り切れていることを示し，その後の上昇は腫瘍の再発を意味する．大腸癌のCEAが有名である．CEAは大腸癌の早期発見には役立たないが，PSAは前立腺癌に，肝硬変患者でのα-フェトプロテイン（AFP）は肝癌の早期発見に役立つことがある．ほかには卵巣癌，子宮癌でのCA125，膵胆の癌でのCA19-9，絨毛癌のhCGなどがある．

●**Check Test 6-6**

AFPの上昇が特徴的なのはどれか．

A　大腸癌　　　B　前立腺癌　　　C　骨肉腫　　　D　肝細胞癌　　　E　絨毛癌

解答：D

● Check Test 6-7

大腸癌の腫瘍マーカーはどれか。

A　CEA　　　　B　AFP　　　　C　PSA　　　　D　hCG　　　　E　CA125

解答：A

● Check Test 6-8

腫瘍と腫瘍マーカーの組合せで**誤っている**のはどれか。

A　大腸癌――――CEA　　　B　卵巣癌――――CA125　　　C　乳　癌――――CA15-3
D　膵　癌――――PSA　　　E　肝　癌――――AFP

解答：D

各 論

1 各臓器の腫瘍

腫瘍を理解するのに基本的な組織所見を理解する必要がある。一般的にはもとの組織に類似した組織型の癌が発生するが，例外も少なくない。

(1)口腔の腫瘍

口腔では扁平上皮癌が大部分を占める。舌に多く，喫煙者にできやすい。

(2)唾液腺の腫瘍

唾液腺では多形腺腫（混合腫瘍）が最も多く（▶巻頭カラー p.47, 6-15），これに Warthin 腫瘍，粘表皮癌が続く。

(3)上気道（咽頭，喉頭）の腫瘍

上気道は多列線毛上皮に覆われている。悪性腫瘍では扁平上皮癌が多いが，鼻咽頭では EB ウイルスと関連し，リンパ球の浸潤の強い未分化な癌（▶巻頭カラー p.47, 6-16）が発生する。

(4)食道の腫瘍

食道は重層扁平上皮で覆われており，扁平上皮癌が 95 % で，中部食道にできることが多い。男性，飲酒，喫煙が危険因子である。進行すると嚥下困難と体重減少をきたす。下部食道では，逆流性食道炎に伴い，胃の円柱上皮が食道粘膜に拡がり，**Barrett 食道**（▶巻頭カラー p.48, 6-17）となる。Barrett 食道は合併症として腺癌ができることがある。

(5)胃の腫瘍

胃には大腸癌に類似した腺腔を形成する腸型の癌に加え，印環細胞癌などのびまん性の癌ができる。**印環細胞癌** signet ring cell carcinoma は癌細胞の中に粘液が空胞状に貯留し，この粘液により辺縁に押しやられた核がみられる（▶巻頭カラー p.48, 6-18）。びまん性の胃癌は，腫瘤や潰瘍を形成せず，皺壁の肥厚をもたらすことがあり，**スキルス癌**と呼ばれている（▶巻頭カラー p.48, 6-19）。この印環細胞癌が，転移すればリンパ節や骨髄，卵巣（Krukenberg 腫瘍）にもみられる。胃の部分切除をした後の胃炎である残胃炎，胃潰瘍（上皮の脱落とフィブリンの沈着でびらん，粘膜筋板を破れば潰瘍）での再生粘膜の細胞と胃癌の細胞を組織学的に区別する。

カルチノイド carcinoid は低悪性度の神経内分泌顆粒を有する腫瘍で，胃，小腸，虫垂，大腸，肺にできる。肉眼的には黄色にみえるのが特徴（▶巻頭カラー p.49, 6-20 a）で，組織学的に腫瘍細胞はリボン状，索状，巣状の細胞集塊が線維性間質に取り囲まれる（▶巻頭カラー p.49, 6-20 b）。

胃の腫瘍の最近の話題としては，以前は平滑筋腫や肉腫と呼ばれていたもので，紡錘形の核を有する細胞の増殖からなる腫瘍である **GIST**（gastrointestinal stromal tumor）（▶巻頭カラー p.49, 6-21）や **MALT**（mucosa-associated lymphoid tissue）**リンパ腫**（リンパ球が粘膜に密に浸潤し，腫瘍性増殖のため上皮内に侵入する像が特徴）がある。

(6)結腸・直腸の腫瘍

結腸・直腸癌の組織については総論の章で述べた。結腸・直腸癌の好発部位は，直腸・S状結腸である。結腸癌は血行性に肝臓に転移しやすい。

家族性に大腸癌が起こるものとしては，**家族性大腸腺腫症**と**遺伝性非ポリープ性大腸癌**がある。前者に骨腫，上皮囊胞，線維腫を合併するものを **Gardner 症候群**と呼ぶ。**Peutz-Jeghers 症候群**は非腫瘍性のポリープの多発と粘膜の色素斑が特徴であるが，癌に変化する可能性のある腺腫性のポリープもできる。

◉ *Check Test 6-9*

写真（▶巻頭カラー p.50, 6-22 a〜e）に示す消化管の組織像で小腸はどれか。

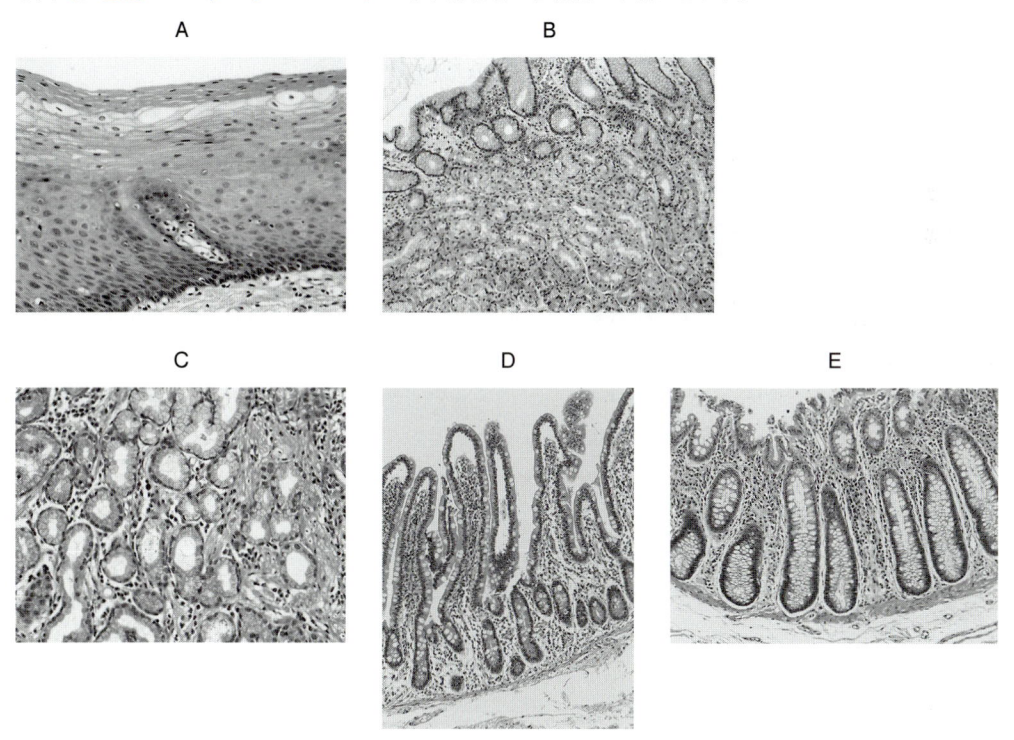

A B C D E

解答：D　Aは重層扁平上皮で食道，Bは胃底腺（矢印）領域，Cは胃の幽門腺（矢印）領域，Dは絨毛構造（矢印1）と Lieberkühn 腺（矢印2）からなり小腸，Eは結腸・直腸である。

◉ *Check Test 6-10*

唾液腺腫瘍で最も多いのはどれか。

A　腺房腫瘍　　　　B　多形腺腫（混合腫瘍）　　　C　Warthin 腫瘍
D　粘表皮癌　　　　E　腺様囊胞癌

解答：B

● **Check Test 6-11**

食道癌について**誤っている**のはどれか。

A 上部食道に多い。　　B 飲酒，喫煙と関係する。　　C 扁平上皮癌が多い。
D 嚥下困難をきたす。　　E 男性に多い。

解答：A

● **Check Test 6-12**

胃生検の HE 染色標本（▶巻頭カラー p.51, 6-23）を示す。
正しいのはどれか。

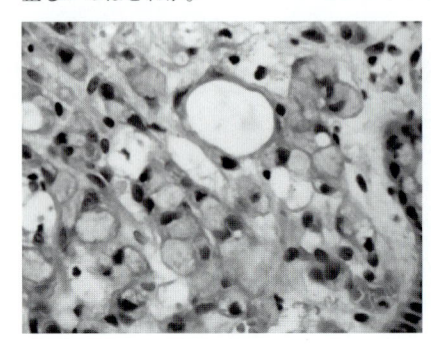

A 高分化腺癌
B 中分化腺癌
C 印環細胞癌
D 扁平上皮癌
E 悪性リンパ腫

解答：C　印環細胞（矢印）が多数みえ，印環細胞癌である。

● **Check Test 6-13**

胃癌に最も多い組織型はどれか。

A 扁平上皮癌　　B リンパ肉腫　　C 腺癌　　D 移行上皮癌　　E 平滑筋肉腫

解答：C

● **Check Test 6-14**

大腸癌が最も発生しやすい部位はどれか。

A 盲腸　　B 上行結腸　　C 横行結腸　　D 下行結腸　　E 直腸・S状結腸

解答：E

● **Check Test 6-15**

結腸癌が転移しやすい臓器はどれか。

A 腎臓　　B 肝臓　　C 膀胱　　D 皮膚　　E 副腎

解答：B

(7) 肝臓，胆嚢の腫瘍

肝臓には肝細胞癌（▶巻頭カラー p.51, 6-24），胆管細胞癌（腺癌）ができる。**肝細胞癌** hepatocellular carcinoma は B 型，C 型慢性肝炎から進行した肝硬変のある患者に発生することが多い。肝細胞癌では α-フェトプロテイン（AFP）が高値を示す。

胆嚢や肝外胆管には腺癌が発生することが多い。

●Check Test 6-16

66 歳の男性。剖検による肝臓の組織標本（▶巻頭カラー p.51, 6-25）を示す。
疑われるのはどれか。

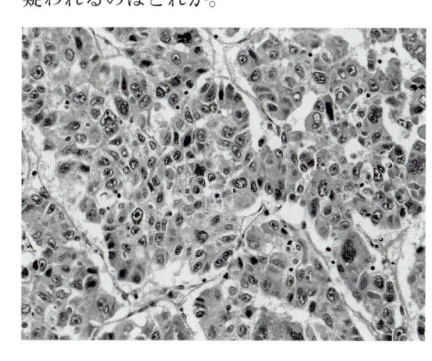

A　肝硬変
B　肝膿瘍
C　原発性肝癌
D　肝嚢胞
E　肝吸虫

解答：C　核の大小不同，異型（矢印 1）があり，悪性，上皮性結合があり癌，さらに類洞構造（矢印 2）がみられ，原発性肝癌（肝細胞癌）と診断できる。

●Check Test 6-17

肝細胞癌で高値を示すのはどれか。

A　CEA　　　　　　　　B　SCC　　　　　　　　C　CA19-9
D　エラスターゼ I　　　　E　α-フェトプロテイン

解答：E

●Check Test 6-18

胆嚢癌で多いのはどれか。

A　移行上皮癌　　B　腺癌　　C　扁平上皮癌　　D　カルチノイド　　E　未分化癌

解答：B

(8) 膵臓の腫瘍

膵臓の腫瘍は外分泌の腫瘍と Langerhans 島由来の内分泌の腫瘍に分類される。Langerhans 島の B 細胞からはインスリンが，A 細胞からはグルカゴンが産生・分泌される。

外分泌の腫瘍では導管由来の腺癌ができる。膵頭部の癌は閉塞性黄疸で発見されることが多い。膵体尾部の癌は発見が遅れることが多く，予後は悪い。また嚢胞性腫瘍として，**膵管内乳頭腫瘍，粘液性嚢胞性腫瘍，漿液性嚢胞腺腫**も発生する。

膵内分泌腫瘍では**インスリン産生腫瘍**（B細胞腫瘍）が代表的である。この腫瘍細胞により産生されるインスリンにより，低血糖に伴う神経精神症状が，特に運動時や食事をとらないときに起こる。70％が単発の腺腫，10％が多発性，10％がびまん性，10％が悪性である。多発性ないし再発性の消化性潰瘍，胃液の過剰分泌，膵臓にガストリン産生腫瘍があるものを **Zollinger-Ellison 症候群**と呼ぶ。Zollinger-Ellison 症候群では，約10％の症例で十二指腸にもガストリン産生腫瘍がある。そのうち50％以上が悪性である。さらにグルカゴン産生腫瘍，ソマトスタチン産生腫瘍などもある。

●Check Test 6-19●

写真（▶巻頭カラー p.52, 6-26）に示す組織から分泌されるのはどれか。

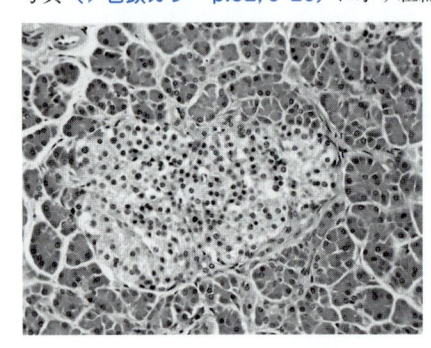

A　成長ホルモン
B　インスリン
C　エストロゲン
D　プロゲステロン
E　hCG

解答：B　消化酵素を分泌し，腺房（**矢印1**）からなる外分泌部と，インスリン，グルカゴンなどのホルモンを分泌する Langerhans 島（**矢印2**）からなる内分泌部がみられ，膵臓であることがわかる。

(9) 肺，縦隔の腫瘍

肺には扁平上皮癌，腺癌のほか，小細胞癌，大細胞癌ができる。**扁平上皮癌**は肺門部に発生し，喫煙との関係が大きい。腺癌は肺末梢領域にできる。腺癌の一型として気管支肺胞壁に沿って癌細胞が拡がる**気管支肺胞上皮癌** bronchoalveolar cell carcinoma（▶巻頭カラー p.52, 6-27）がある。**小細胞癌** small cell carcinoma（▶巻頭カラー p.52, 6-28）は悪性度が高く，喫煙との関係が強い。小細胞癌は組織学的には胞体の少ないリンパ球様の細胞または燕麦様の細胞が特徴である。**大細胞癌**は異型が目立つが，おそらくは分化度が低い腺癌ないし扁平上皮癌であろう。これらの原発性肺癌は特に治療法，予後などの観点から小細胞癌と非小細胞癌に大別され，小細胞癌は化学療法が第一選択になり，非小細胞癌は切除可能な症例では外科療法が第一選択となる。

肺癌は原発巣や転移したリンパ節が上大静脈を圧迫，狭窄，閉塞することにより上大静脈症候群をきたすことがある。

肺にはこれらの原発性肺癌が起こるとともに，消化管など他の臓器からの癌の転移がみられることもある。転移は多結節性に起こることが多い（▶巻頭カラー p.42, 6-3）が，**癌性リンパ管症**（▶巻頭カラー p.53, 6-29 a, b）となり，結節となりにくい場合もある。

胸膜にできる**悪性中皮腫** malignant mesothelioma はアスベストとの関係が強い。またアスベストは肺癌も起こしやすい。

縦隔では**胸腺腫** thymoma（▶巻頭カラー p.53, 6-30）があり，上皮性の腫瘍細胞とリンパ球の2つの細胞がみえる two cell pattern を示す。

●Check Test 6-20●
肺癌で化学療法が第一選択となるのはどれか．
A　扁平上皮癌　　B　腺　癌　　C　小細胞癌　　D　大細胞癌　　E　腺様囊胞癌

解答：C

●Check Test 6-21●
上大静脈症候群をきたす疾患はどれか．
A　肺結核　　B　硬化性血管炎　　C　肺　癌　　D　神経鞘腫　　E　心臓腫瘍

解答：C

(10) 腎・泌尿器の腫瘍

　腎臓では腫瘍細胞が淡明な細胞からなる**明細胞癌** clear cell carcinoma（▶巻頭カラー p.54, 6-31）が多い．明細胞癌は腎静脈に浸潤しやすい．

　膀胱は腎盂，尿管と同じく移行上皮で覆われており，**移行上皮癌** transitional cell carcinoma（▶巻頭カラー p.54, 6-32）が生じる．移行上皮癌は乳頭状有茎性を示すことが多い．

　前立腺癌は腺癌がほとんどであり，PSA はその腫瘍マーカーである．後葉，被膜下に発生しやすい．**前立腺肥大症**では腺と間質が過形成を示し，排尿障害を起こす．

　精巣では 20～40 歳に原発性の腫瘍が多く，胚細胞腫瘍が最も多い．このほか，悪性リンパ腫や転移性腫瘍もある．胚細胞腫瘍は精上皮腫と非精上皮腫に分類される．**精上皮腫** seminoma は未熟な胚細胞とリンパ球の 2 種類の細胞が観察される two cell pattern を示す．精上皮腫は手術と放射線治療により予後は良い．非精上皮腫の胚細胞腫瘍には胎児性癌，奇形癌，絨毛腫，卵黄囊腫瘍がある．

●Check Test 6-22●
腎細胞癌について正しいのはどれか．
A　転移はまれである．　　　　　　　B　遺伝的に起こることが多い．
C　発症にアルコールが関係する．　　D　多量の尿酸結晶を含む．
E　腎静脈に浸潤しやすい．

解答：E

●Check Test 6-23●
最も頻度の高い膀胱の悪性腫瘍はどれか．
A　扁平上皮癌　　B　移行上皮癌　　C　腺　癌　　D　横紋筋肉腫　　E　悪性リンパ腫

解答：B

● Check Test 6-24 ●

写真（▶巻頭カラー p.54, 6-33）の臓器はどれか。

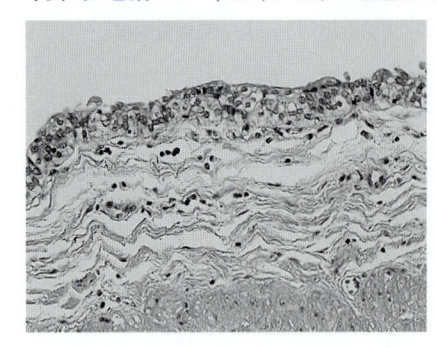

A　膀　胱
B　気　管
C　食　道
D　小　腸
E　大　腸

解答：A　数層からなり，最表層の細胞が扁平状から立方状に移行できる上皮（矢印）は移行上皮と呼ばれ，腎盂，尿管，膀胱にみられる。

● Check Test 6-25 ●

60歳の男性。血尿のため来院した。膀胱鏡で乳頭有茎性の孤立性腫瘤を認めた。
考えられるのはどれか。

A　腺　癌　　　B　移行上皮癌　　　C　扁平上皮癌　　　D　未分化癌　　　E　肉　腫

解答：B

● Check Test 6-26 ●

前立腺癌について適切なのはどれか。

A　ホルモン依存性ではない。　　　　B　骨融解像を示す。
C　PSA 値は高値を示す。　　　　　　D　中心部から発生する。
E　骨転移の際，放射線治療は無効である。

解答：C

● Check Test 6-27 ●

臓器と組織型の組合せで誤っているのはどれか。

A　胆　嚢――――――腺　癌　　　　B　大　腸――――――腺　癌
C　腎　盂――――――移行上皮癌　　D　膀　胱――――――扁平上皮癌
E　尿　管――――――移行上皮癌

解答：D　胃癌，大腸癌，胆・膵の癌は大部分が腺癌である。腎盂，尿管，膀胱の癌は大部分が移行上皮癌である。

(11) 子宮の腫瘍

腟から子宮腟部までは重層扁平上皮で覆われている。子宮頸管は円柱上皮からなり，粘液分泌能を有する。この重層扁平上皮と円柱上皮の境界部を SC junction (▶巻頭カラー p.46, 6-13 a) と呼んでいるが，子宮頸癌の大部分である扁平上皮癌は，この SC junction にヒトパピローマウイルスが感染して発生する。SC junction は 20 歳代以降では頸管内に入っているが，10 歳代の女性では子宮腟部に露出しており，この年齢層での感染の機会は，子宮頸癌の発生にとって危険である。子宮頸部にはまれに腺癌もできる。

子宮体部の内膜では腺癌が多く，そのほとんどが閉経後に発症する。子宮壁には**平滑筋腫** leiomyoma が多発することがある (▶巻頭カラー p.55, 6-34)。

子宮内には胎盤組織由来の絨毛性疾患として，ぶどうの房状の**胞状奇胎** hydatidiform mole (▶巻頭カラー p.55, 6-35 a, b) や，悪性の**絨毛癌** choriocarcinoma (▶巻頭カラー p.56, 6-36) ができ，ともに hCG-β が腫瘍マーカーである。

● **Check Test 6-28**

写真 (▶巻頭カラー p.56, 6-37) の上皮がみられるのはどれか。

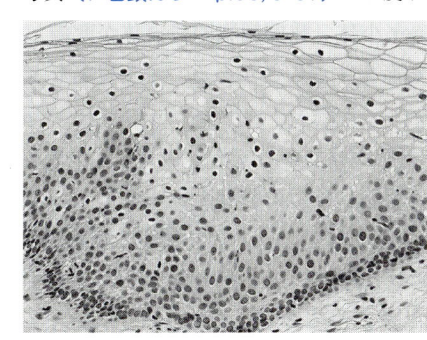

A 腎盂
B 腟
C 尿管
D 膀胱
E 卵管

解答：B 細胞が重層で，最表層が扁平 (矢印) な上皮は重層扁平上皮である。これは腟，食道，皮膚 (ただし，角化を伴う) などにみられる。卵管は単層円柱上皮で内腔が覆われている。

● **Check Test 6-29**

子宮頸癌の原因はどれか。

A 単純ヘルペスウイルス B ヒトパピローマウイルス C クラミジア
D 淋菌 E 梅毒

解答：B

Check Test 6-34

甲状腺髄様癌で産生されるホルモンはどれか。

A　チロキシン　　　　B　ガストリン　　　　C　コレシストキニン
D　グルカゴン　　　　E　カルシトニン

解答：E

(16) 骨の腫瘍

骨の腫瘍には**類骨骨腫/骨芽細胞腫**，**巨細胞腫** giant cell tumor（▶巻頭カラー p.60, 6-49），**骨肉腫** osteosarcoma（▶巻頭カラー p.60, 6-50），**軟骨肉腫** chondrosarcoma（▶巻頭カラー p.61, 6-51），**Ewing 腫瘍**がある。骨肉腫は主に 20 歳以下の，長幹骨の骨幹端にできる。

(17) 神経系の腫瘍

中枢神経系の腫瘍は転移によるもの以外はまれで，成人ではテント上に，小児ではテント下，特に小脳に腫瘍ができる。老人では転移による腫瘍が多く，肺癌，乳癌，消化管の癌，腎癌，悪性黒色腫が多い。

中枢神経の原発性腫瘍はグリア細胞，神経前駆細胞，脳神経，髄膜に由来する。グリア細胞に由来する細胞には星細胞腫，多形膠芽腫，乏（稀）突起膠腫，上衣腫がある。

星細胞腫 astrocytoma は低悪性度の腫瘍である。成人では通常，大脳に発生するが，小児ではしばしば小脳に発生し，囊胞状になる（▶巻頭カラー p.61, 6-52）。**（多形）膠芽腫** glioblastoma multiforme は成人の大脳にでき，中枢神経の悪性腫瘍としては最も多い。急速に進行し，細胞異型が強く，壊死，出血を伴う（▶巻頭カラー p.61, 6-53）。**上衣腫** ependymoma は大脳脳室内面を覆う上衣から発生する（▶巻頭カラー p.62, 6-54）。

髄芽腫 medulloblastoma は未分化な細胞質の少ない類円形の核を有する細胞からなる（▶巻頭カラー p.62, 6-55）。小児の小脳虫部に発生する悪性腫瘍で，放射線，化学療法に感受性が高い。

神経鞘腫 neurilemoma（schwannoma）は小脳橋角部にある第Ⅷ脳神経（聴神経）から発生する進行の遅い，良性の腫瘍で，難聴やめまいで発症する。紡錘形の核を有する細胞の増殖があり，核が柵状配列をとる（▶巻頭カラー p.62, 6-56）。

髄膜腫 meningioma は髄膜に発生する，境界明瞭な良性腫瘍である。細長い髄膜由来の細胞が渦巻き構造をとり，石灰化小体がある（▶巻頭カラー p.63, 6-57）。

また下垂体には後述する下垂体腺腫ができるほか，トルコ鞍正中部には Rathke 囊遺残に由来する**頭蓋咽頭腫** craniopharyngioma ができ，分化した扁平上皮様細胞ないし網状の歯原上皮細胞が細胞集団をつくって増殖する（▶巻頭カラー p.63, 6-58）。

Check Test 6-35

神経鞘腫が好発するのはどれか。

A　視神経　　B　聴神経　　C　三叉神経　　D　顔面神経　　E　舌咽神経

解答：B

● *Check Test 6-36*

小児の小脳に多いのはどれか。

A 髄膜腫　　B 膠芽腫　　C 髄芽腫　　D 悪性リンパ腫　　E 奇形腫

解答：C

● *Check Test 6-37*

悪性腫瘍はどれか。

A 下垂体腺腫　　B 髄芽腫　　C 髄膜腫　　D 神経鞘腫　　E 頭蓋咽頭腫

解答：B

● *Check Test 6-38*

最も悪性度の高いのはどれか。

A 上衣腫　　　　　B 星細胞腫　　　　C 膠芽腫
D 乏突起膠腫　　　E 髄膜腫

解答：C

2 血液疾患

(1) 骨髄組織標本の見方

血液疾患は白血病やリンパ腫などの腫瘍が重要であり，その他の血液疾患も含め，ここで述べる。

骨髄組織標本ではまず正形成か，過形成か低形成かを判断する。正常では細胞/脂肪＝1/1 または (100 − 年齢) ％ となる（▶巻頭カラー p.63, 6-59）。

過形成には白血病など腫瘍性病変のほか，骨髄が代償性，つまり血液細胞が全身で破壊されるために，それを補おうとして過形成になっている場合がある。この代償性の骨髄過形成には赤芽球が増加する溶血性貧血，巨核球が増加する**特発性血小板減少性紫斑病** idiopathic thrombocytopenic purpura（ITP），**血栓性血小板減少性紫斑病** thrombotic thrombocytopenic purpura（TTP），全身性エリテマトーデス（ITP を伴う場合）がある。これらは循環障害の止血の疾患で述べた。

低形成には**再生不良性貧血** aplastic anemia（▶巻頭カラー p.64, 6-60）がある。さらに骨髄線維症では造血細胞も脂肪も減少し，線維性組織が増生する。癌の転移では骨髄の線維化とともに癌細胞がみえる。赤芽球癆では赤芽球が著減する。

(2) 貧血をきたす血液疾患

鉄欠乏性貧血 iron deficiency anemia は月経のある女性に多いが，栄養不良の小児や老人にもみられ，また消化性潰瘍や消化管の癌で持続的に出血が起こっているときにもみられることがある。**サラセミア** thalassemia はヘモグロビンの α 鎖や β 鎖の合成が欠損ないし欠乏した疾患である。ともに骨髄は過形成を示し，末梢血では小球性で，色素の少ない菲薄赤血球をみる。

巨赤芽球性貧血 megaloblastic anemia はビタミン B_{12} ないし葉酸の欠乏で起こり，末梢血では大球性

の赤血球や過分葉の白血球がみえる．骨髄は過形成を示し，巨赤芽球の増殖，過分葉の顆粒球がある（▶巻頭カラー p.64，6-61）．

溶血性貧血 hemolytic anemia では赤血球の破壊がみられるが，骨髄は代償性に過形成を示し，赤血球は正球性である．末梢血に網状赤血球が出現し，血清LDHが増加，ハプトグロビンは減少し，黄疸を示す．溶血性貧血は先天性および後天性の赤血球内要因によるもの，後天性の赤血球外要因によるものに分類される．

先天性の赤血球内要因によるものには遺伝性球状赤血球症，グルコース-6-リン酸欠乏症，鎌状赤血球貧血がある．**遺伝性球状赤血球症** hereditary spherocytosis は常染色体優性遺伝疾患で，細胞骨格タンパクであるスペクトリンの欠乏により赤血球が球状になる．**グルコース-6-リン酸欠乏症** glucose-6-phosphate dehydrogenase deficiency は赤血球の酸化障害を防ぐ酵素が欠乏し，薬物により溶血が起こる．**鎌状赤血球貧血** sickle cell anemia は異常ヘモグロビンであるHbSによる疾患で，特に低酸素の状態で異常ヘモグロビンがポリマー化し，赤血球が鎌状化し，溶血を起こすとともに微小血管を閉塞する．

後天性の赤血球内要因によるものには，**発作性夜間ヘモグロビン尿症** paroxysmal nocturnal hemoglobinuria があり，これは多能性幹細胞の突然変異により，補体に対する感受性が亢進し，赤血球膜が損傷を受けやすくなるために起こる．

後天性の赤血球外要因によるものには，**自己免疫性溶血性貧血** autoimmune hemolytic anemia がある．また，**微小血管障害性溶血性貧血** microangiopathic hemolytic anemia，**血栓性血小板減少性紫斑病**，**溶血性尿毒症症候群**，**播種性血管内凝固症候群**でも溶血が起こるが，赤血球がヘルメット状に断片化するのが血液塗抹標本上の特徴である．

● **Check Test 6-39**

25歳の女性．低色素性小球性の貧血がある．
最も欠乏が考えられる物質はどれか．

A 葉酸　　　B ビタミンB_{12}　　　C 鉄　　　D コバルト　　　E 銅

解答：C

● **Check Test 6-40**

遺伝性球状赤血球症の特徴はどれか．

A 赤血球の浸透圧脆弱性　　　B 常染色体劣性遺伝　　　C 脾臓の縮小
D 細胞膜のスペクトリンの欠損　　　E 低形成性骨髄

解答：D

(3) 血液・リンパの腫瘍

　白血病 leukemia では芽球と呼ばれる白血病細胞が多数出現する。白血病は急性と慢性とに，またリンパ性と骨髄性とに分類されている。芽球に Auer 小体があれば**急性骨髄性白血病** acute myelocytic leukemia（AML）と診断でき，Auer 小体が多数ある faggot cell（faggot は「束ねた薪」を意味する）を認めれば，**急性前骨髄球性白血病** acute promyelocytic leukemia（M3）と診断できる（▶巻頭カラー p.64, 6-62）。歯肉腫脹（歯肉出血ではない）があり，骨髄塗抹標本でソラ豆状，ないし切れ込みの核をもつ芽球が認められれば，**急性単球性白血病** acute monocytic leukemia が考えられ，ブチレートエステラーゼ染色が陽性になる。**急性リンパ性白血病** acute lymphocytic leukemia は小児に多い。

　慢性骨髄性白血病 chronic myelogenous leukemia（CML）は 9:22 転座による Philadelphia 染色体から *bcr-abl* 遺伝子ができることにより発症する。骨髄像では顆粒球系細胞の増生があり，分化した分葉核の細胞も多い。また巨核球も多い（▶巻頭カラー p.65, 6-63）。CML では経過中に未熟な芽球のみが増え，急速に悪化することがあり，これを**急性転化** blast crisis と呼ぶ。

　慢性リンパ性白血病 chronic lymphocytic leukemia（CLL）では，白血病細胞は小型で胞体の少ないリンパ球からなる（▶巻頭カラー p.65, 6-64）。**成人 T 細胞白血病** adult T cell leukemia（ATL）は花弁状の核の腫瘍細胞が特徴的である（▶巻頭カラー p.65, 6-65）。

　骨髄異形成症候群 myelodysplastic syndrome（MDS）は骨髄幹細胞の異常で，高齢者に多く，予後の悪い急性骨髄性白血病に移行しやすい。芽球が 20 % 未満であることで，芽球が 20 % 以上の急性骨髄性白血病と区別する。貧血を示すが，骨髄は過形成で，多核や大型化した赤芽球も観察される。

　骨髄増殖性症候群 myeloproliferative syndrome には上述の CML のほか，真性赤血球増加症，骨髄線維症，本態性血小板血症がある。**真性赤血球増加症** polycythemia vera は赤芽球系の増殖で赤血球が増加し，血栓症や血液粘稠度亢進を起こすほか，顆粒球系細胞，巨核球も増加する。**骨髄線維症** myelofibrosis では，髄外造血，脾腫があり，末梢血には涙滴状の赤血球がみえる。癌の転移で起こる二次的な骨髄線維症もある。**本態性血小板血症** essential thrombocytosis では血小板数が腫瘍性に増加する。

　悪性リンパ腫 malignant lymphoma は **Hodgkin リンパ腫**と**非 Hodgkin リンパ腫**に分類される。Hodgkin リンパ腫では Reed-Sternberg 細胞（2 核で大型核小体をもつ細胞）（▶巻頭カラー p.66, 6-66）が特徴的である。Hodgkin リンパ腫には 4 つのサブタイプがある。すなわち結節性硬化型，リンパ球減少型，混合細胞型，リンパ球優勢型である。結節性硬化型が最も多い。

　濾胞性リンパ腫 follicular lymphoma は，反応性のリンパ濾胞と異なり，濾胞間の細胞が濾胞内の細胞と類似している（▶巻頭カラー p.66, 6-67 a, b）。

　びまん性大細胞性リンパ腫 diffuse large cell lymphoma では大型の異型リンパ球のびまん性増殖が認められ（▶巻頭カラー p.67, 6-68），化学療法に反応しやすい。

　Burkitt リンパ腫は均一な小型細胞（B 細胞）を背景に組織球が散在してみられ，夜空の星のようにみえる starry-sky appearance を呈する（▶巻頭カラー p.67, 6-69）。

　多発性骨髄腫 multiple myeloma は形質細胞由来の腫瘍で，形質細胞（核が偏在し，核の横に明庭がある）が増加し，2 核などの異型を示す細胞がみられる（▶巻頭カラー p.67, 6-70）。**マクログロブリン血症** macroglobulinemia ではリンパ形質細胞の増殖が観察される。多発性骨髄腫では骨，腎障害が問題となり，マクログロブリン血症では血液の**過粘稠度症候群** hyperviscosity syndrome が臨床的に問題となる。

● *Check Test 6-41* ●

小児の血液疾患のうち最も頻度が高いのはどれか。
- A 急性骨髄性白血病
- B 急性リンパ性白血病
- C 慢性骨髄性白血病
- D 慢性リンパ性白血病
- E 多発性骨髄腫

解答：B

● *Check Test 6-42* ●

Philadelphia 染色体がみられるのはどれか。
- A 急性骨髄性白血病
- B 急性リンパ性白血病
- C 慢性骨髄性白血病
- D 慢性リンパ性白血病
- E 多発性骨髄腫

解答：C

● *Check Test 6-43* ●

慢性骨髄性白血病患者の 90% にみられる遺伝子であり，9 番染色体と 22 番染色体の相互転座に関わるのはどれか。
- A MYC
- B BCR
- C APC
- D XP
- E Rb

解答：B

● *Check Test 6-44* ●

過粘稠度症候群を引き起こすのはどれか。2 つ選べ。
- A 巨赤芽球性貧血
- B 赤血球増加症
- C マクログロブリン血症
- D Hodgkin リンパ腫
- E Burkitt リンパ腫

解答：B，C

● *Check Test 6-45* ●

Hodgkin リンパ腫で最も多い型はどれか。
- A 混合細胞型
- B リンパ球優勢型
- C リンパ球減少型
- D 網状型
- E 結節性硬化型

解答：E

3 内分泌疾患

腫瘍については既に述べたが，炎症も含め，その他の内分泌疾患をここで述べる。

(1) 下垂体

下垂体機能亢進症は腺腫により起こることが多い。**成長ホルモン産生腺腫** growth hormone producing adenoma では末端肥大症や巨人症が起こる。**プロラクチン産生腫瘍** prolactinoma は最も多い下垂体機能性腫瘍で，乳汁漏出と無月経が起こる。

下垂体機能低下症 hypopituitarism は，視床下部と下垂体の病変で起こるが，90％が下垂体の破壊性病変で起こる。

尿崩症 diabetes insipidus は，下垂体後葉病変で抗利尿ホルモン ADH の産生の低下で起こり，多飲，多尿をきたす。

Sheehan 症候群は産科による出血やショックで下垂体前葉が梗塞に陥ることをいう。

トルコ鞍空虚症候群 empty sella syndrome は拡大したトルコ鞍に下垂体組織がみられないもので，クモ膜の嵌頓による。

(2) 甲状腺

甲状腺は，濾胞上皮がコロイドを取り囲む濾胞構造をなしており，濾胞細胞は甲状腺ホルモンであるサイロキシン（T_4）とトリヨードサイロニン（T_3）を合成，分泌する。

甲状腺機能亢進症は Basedow 病，中毒性結節性甲状腺腫，中毒性腺腫がその99％を占める。40歳以下では85％が **Basedow 病（Graves 病）**で，びまん性の過形成があり（▶巻頭カラー p.68, 6-71），甲状腺ホルモンを多く分泌する。Basedow 病は TSH 受容体に対して IgG 抗体が産生され，これが甲状腺に刺激的に働くことが原因とされている。眼球突出，頻脈，神経過敏性，下痢，暑さに対する抵抗性の低下，疲労が代表的な症状である。

甲状腺機能低下症は乳児や発達段階では**クレチン症** cretinism と呼ばれ，身体知能の発達低下がみられる。年長の小児および成人では**粘液水腫** myxedema と呼ばれ，疲労，徐脈，筋肉低下，便秘，多汗，寒さに対する抵抗性の低下，発声や思考の緩慢，結合織の水腫性変化が症状としてみられる。

びまん性および多結節性甲状腺腫 diffuse and multinodular goiter は甲状腺ホルモンの産生が障害されるため，フィードバックにより，TSH（甲状腺刺激ホルモン）の過剰分泌が起こり，二次的に濾胞上皮の肥大と過形成が起こる疾患である。

甲状腺炎には慢性甲状腺炎，亜急性甲状腺炎がある。

慢性甲状腺炎 chronic thyroiditis は**橋本病** Hashimoto's thyroiditis とも呼ばれ，甲状腺ペルオキシダーゼに対する自己抗体によるものが多いが，サイログロブリンや TSH に対する自己抗体が原因で起こるものもある。組織学的には甲状腺にはリンパ濾胞の形成を伴うリンパ球，形質細胞の浸潤が観察される（▶巻頭カラー p.68, 6-72）。甲状腺機能は普通低下する。

亜急性甲状腺炎 subacute thyroiditis（de Quervain 甲状腺炎，巨細胞性甲状腺炎）はウイルスが原因の肉芽腫性甲状腺炎である（▶巻頭カラー p.69, 6-73）。濾胞上皮の破壊により，甲状腺ホルモンが放出され，一過性の甲状腺機能亢進症になる。

●*Check Test 6-46*●

写真（▶巻頭カラー p.69, 6-74）に示す臓器はどれか。

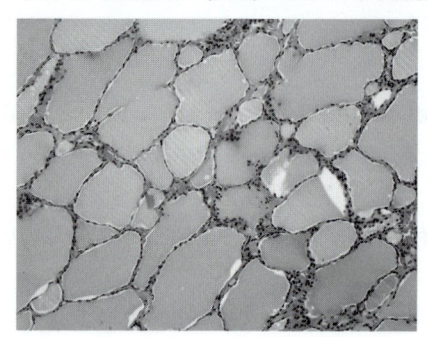

A 甲状腺
B 胸　腺
C リンパ節
D 肺
E 腎

解答：A　HE 染色でピンク色に染まるコロイド（**矢印1**）を1層の上皮（**矢印2**）が取り囲む濾胞構造は甲状腺の特徴である。

●*Check Test 6-47*●

写真（▶巻頭カラー p.69, 6-74）に示す臓器から産生されるホルモンはどれか。

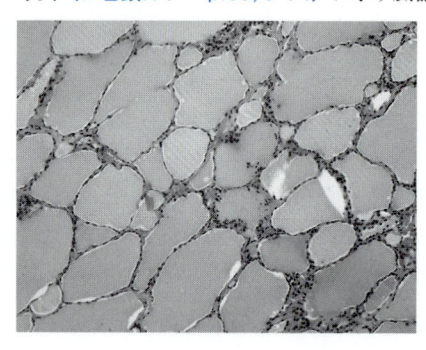

A プロラクチン
B サイロキシン
C グルカゴン
D アドレナリン
E テストステロン

解答：B

(3) 副甲状腺

　原発性副甲状腺機能亢進症 primary hyperparathyroidism は腺腫（75〜80％），過形成（10〜15％），癌（5％以下）が原因で発症する。本症は PTH（副甲状腺（上皮小体）ホルモン）の産生亢進により骨吸収の増加，カルシウムの骨から血中への移動，尿細管からのカルシウム再吸収の増加，$1,25(OH)_2D_3$ の腎での合成亢進によるカルシウムの消化管からの吸収増加をきたす。血清中のカルシウムの増加（高カルシウム血症）の結果，尿路結石，囊胞性線維性骨炎，膵炎，消化性潰瘍，筋力低下，頭痛，てんかん，うつなどの症状がみられるが，半数以上は無症状である。

　二次性副甲状腺機能亢進症 secondary hyperparathyroidism は慢性腎不全や，まれだがビタミン D 欠乏症や骨軟化症でみられる。腎不全の場合は，リン酸の貯留と低カルシウム血症により，PTH の合成が亢進することにより起こる。さらに $1,25(OH)_2D_3$ の合成低下が，小腸でのカルシウムの吸収低下をもたらす。PTH 合成の増加で副甲状腺の，特に主細胞がびまん性ないし結節性の過形成を示し，脂肪が減る。

　副甲状腺機能低下症 hypoparathyroidism は，外科摘除（特に甲状腺摘出後），先天性欠損，自己免疫疾患による破壊により起こり，低カルシウム血症がみられる。その結果，臨床症状には，①神経・筋の興奮性の増加，②刺激性の亢進やうつなど精神状態の異常，③大脳基底核の石灰化や脳圧の亢進，④レンズ核の石灰化，⑤心伝導系の異常がある。

● **Check Test 6-48**

写真（▶巻頭カラー p.69, 6-75）に示す臓器はどれか。

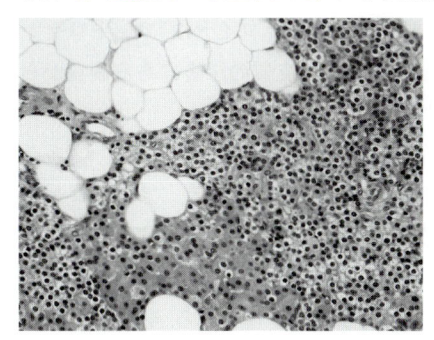

A　甲状腺
B　副甲状腺
C　リンパ節
D　肺
E　腎

解答：B　脂肪細胞（矢印1），胞体が明るい主細胞（矢印2），エオジン好性の好酸性細胞（矢印3）がみえ，副甲状腺である。

● **Check Test 6-49**

カルシウム調節ホルモンはどれか。

A　副甲状腺ホルモン　　B　グルココルチコイド　　C　アルドステロン
D　エストロゲン　　　　E　成長ホルモン

解答：A

● *Check Test 6-50*

甲状腺摘出後に注意すべき所見はどれか．

A 低カルシウム血症　　B 高マグネシウム血症　　C 低リン血症
D 高ナトリウム血症　　E 嚢胞性線維性骨炎

解答：A　甲状腺摘出に伴い，副甲状腺も摘出されると副甲状腺機能低下症となり，低カルシウム血症となることがある．

● *Check Test 6-51*

ホルモンを再生する腫瘍でないのはどれか．

A カルチノイド　　B 甲状腺髄様癌　　C 副甲状腺腫
D 前立腺癌　　E 卵巣顆粒膜細胞腫

解答：D　カルチノイドはセロトニン，甲状腺髄様癌はカルシトニン，副甲状腺腫は副甲状腺ホルモン（PTH），卵巣顆粒膜細胞腫はエストロゲンを産生する．前立腺癌は乳癌とともにホルモン感受性癌であるが，ホルモンの産生はしない．

(4) 副　腎

　副腎は皮質と髄質からなる．皮質は表層に近い順から球状層，束状層，網状層の3層に分けられ，それぞれ，アルドステロン（鉱質コルチコイド），コルチゾール（糖質コルチコイド），アンドロゲンを分泌する．これらの副腎皮質ホルモンはコレステロールから合成される．皮質の深層にある髄質からはカテコラミン（アドレナリンとノルアドレナリン）が分泌される．

　副腎の疾患は，皮質の疾患と髄質の疾患に分類される．皮質の機能が過剰になる状態は，コルチゾールの過剰である Cushing 症候群，アルドステロンの過剰であるアルドステロン症，アンドロゲンの過剰状態である副腎性器症候群がある．皮質の機能が低下する状態は，急性のものと慢性のものに分類される．副腎髄質の疾患には褐色細胞腫があり，カテコラミンの産生が増加する．

　Cushing 症候群は長期の治療による副腎皮質ステロイド薬の投与，下垂体による ACTH の過剰分泌（Cushing 病）（60〜70 ％），機能性の副腎皮質腺腫および癌，過形成（20〜25 ％），下垂体以外のACTH 産生腫瘍（10〜15 ％）で起こる．中心性肥満，満月様顔貌 moon face，筋力低下，疲労，多毛，高血圧，耐糖能の低下，骨粗鬆症，神経精神の異常，月経異常，皮膚線条が症状である．

　原発性アルドステロン症 primary aldosteronism はレニン-アルドステロン系の亢進なしにアルドステロンが過剰に分泌される状態で，その結果，レニン活性の低下，低カリウム血症，ナトリウム貯留，高血圧が起こる．カリウムの排泄とともに，水素イオンも排泄されるので，代謝性アルカローシスになる．原発性アルドステロン症の原因は，65 ％ が単発性の腺腫（Conn 症候群）（▶巻頭カラー p.70，6-76）で，30 ％ が両側副腎の過形成である．

　副腎性器症候群 adrenogenital syndrome は，アンドロゲンを産生する癌や副腎皮質ステロイドの合成に関与する酵素（21-水酸化酵素など）の先天的な欠乏で発症する．後者では副腎皮質ステロイドが合成されなくなるため，フィードバックで下垂体からの ACTH の分泌が増加する．しかし，副腎皮質ステロイドが合成できず，同じく ACTH の刺激で合成されるアンドロゲンのみが増え，これにより男性化が起きる．

急性副腎不全 acute adrenocortical insufficiency は，①慢性副腎皮質不全の患者がストレスにさらされたとき，②長期のステロイド投与中の患者で急に投与が中止されたとき，③難産，播種性血管内凝固症候群を伴う術後や細菌感染の合併症として広汎な副腎出血（Waterhouse-Friderichsen 症候群）（▶巻頭カラー p.70, 6-77）により副腎が破壊されたときにみられる。

慢性の副腎不全は，原発性と続発性に分類される。**原発性慢性副腎不全（Addison 病）**の 60〜70 % は自己免疫性副腎炎で起こり，結核によるものは 10〜15 % である。腫瘍によるものは転移があることが多い。筋力低下，疲労，体重減少，低血圧，皮膚の色素沈着が症状である。血清中のナトリウム，クロール，重炭酸，糖は減少し，カリウムは増加する。続発性副腎不全は視床下部や下垂体の病変により ACTH（副腎皮質刺激ホルモン）が減少することにより発症する。

副腎髄質由来の腫瘍である**褐色細胞腫** pheochromocytoma では，カテコラミン産生の増加が起こり，高血圧をきたす。尿中バニリルマンデル酸の高値で診断する。

Check Test 6-52

写真（▶巻頭カラー p.70, 6-78）の矢印に示す部位から分泌されるのはどれか。

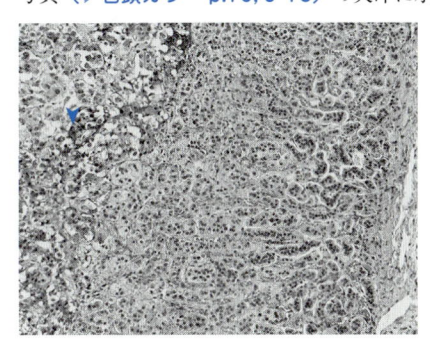

A　チロキシン
B　カルシトニン
C　コルチゾール
D　アンドロゲン
E　アドレナリン

解答：E　写真右から被膜（矢印1），球状層（矢印2），束状層（矢印3），網状層（矢印4），髄質（矢印5）がみえ，後4者はそれぞれアルドステロン，コルチゾール，アンドロゲン，アドレナリンなどのカテコラミンを分泌する。

Check Test 6-53

原発性アルドステロン症の所見で正しいのはどれか。

A　低カルシウム血症　　B　低ナトリウム血症　　C　高カリウム血症
D　血漿レニン活性高値　E　代謝性アルカローシス

解答：E

Check Test 6-54

皮膚の色素沈着をきたす疾患はどれか。

A　Basedow 病　　　　B　Cushing 症候群　　　C　Addison 病
D　悪性貧血　　　　　E　Wilson 病

解答：C

● *Check Test 6-55* ●

尿中のバニリルマンデル酸の高値を示すのはどれか。

A　Cushing 症候群　　　　B　褐色細胞腫　　　　C　Conn 症候群
D　Addison 病　　　　　　E　急性副腎不全

解答：B

(5) 多発性内分泌腫瘍 multiple endocrine neoplasia（MEN）

1つの内分泌臓器のみでなく，複数の内分泌腺に腫瘍や過形成が生じることがある。これを**多発性内分泌腫瘍**と呼んでいる。MEN 1 型では下垂体，副甲状腺，膵島に腺腫や過形成が，MEN 2 A 型では副甲状腺腫や過形成，褐色細胞腫，甲状腺髄様癌が，MEN 2 B 型では 2 A に加え，皮膚粘膜神経腫，神経節細胞腫がみられる。

7. その他の疾患

ここでは既に述べた病態分類に当てはめにくい疾患を追記した。

1 憩室，ヘルニア，捻転

　食道では，上部では上食道括約筋上の後下咽頭から**内圧性憩室** pulsion diverticulum が，中部食道では縦隔の結核などの炎症による**牽引憩室** traction diverticulum が，下部食道では横隔膜の上で内圧性憩室ができる。

　結腸では，**憩室** diverticulum による炎症が，特に高齢者では多い。複数できることが多く，**憩室症** diverticulosis と呼ぶ。漿膜下組織と粘膜下組織間の動静脈が通る部分の固有筋層が途切れており，ここから腸管内圧により粘膜が脱出している（▶巻頭カラー p.71, 7-1）。この部分に異物が貯留すると，憩室炎が起こる。憩室の粘膜直下には前述の理由で，太めの血管が接しているので出血しやすい。さらに穿孔をきたすこともある。

　小腸では，**Meckel 憩室**や異所性胃粘膜があると，これが出血や潰瘍，穿孔の原因になる。

　ヘルニア hernia とは，臓器の一部がそれらを含む組織を通過して突出することである。胃の上部が横隔膜を越え，胸腔に突出する滑脱ヘルニア，小腸が腹腔壁の弱い部分から突出する鼠径ヘルニアや臍ヘルニアなどがある。**腸重積** intussusception は腸の一部が腸の他の部分に嵌入することである。

　捻転 volvulus は腸が捻れて閉塞を起こすことで，小腸は腸間膜が長いので捻れやすいが，大腸では後腹膜に固定されていないS状結腸や盲腸が捻転を起こす。腹部の手術後の腹腔内の線維化は捻転の原因になりやすく，血流障害をきたし腸管の梗塞を起こすこともある。

◉Check Test 7-1
　S状結腸ループが腸間膜で捻れる病態はどれか。
　A 腸重積　　　B 捻　転　　　C ヘルニア　　　D 嵌　頓　　　E 中毒性結腸症

解答：B

2 脳の変性疾患

　Alzheimer 病は認知症をきたす疾患である。脳は肉眼的に脳回が狭小化し，脳溝，脳室が拡大する。組織学的にはアミロイドや線維からなる老人斑，Alzheimer 原線維変化（▶巻頭カラー p.71, 7-2）と呼ばれる神経細胞内の神経細線維がもつれ，炎状にみえる。側頭葉海馬に変化が目立つ。

　Parkinson 病は，中脳黒質（▶巻頭カラー p.71, 7-3）や青斑核の色素顆粒をもつドパミン作動性神経細胞の消失があり，その神経終末である線条体でドパミンの不足をきたす。また残存した神経細胞にみられる Lewy 小体（▶巻頭カラー p.72, 7-4）が特徴である。錐体外路症状を示し，筋固縮，安静時振戦，表情のない仮面様顔貌がみられる。

　Huntington 病は常染色体優性遺伝疾患で，認知症，不随意運動障害，感情の不安定化がみられる。

皮質は萎縮し，尾状核の側脳室への突出が減るので，側脳室が box-like と呼ばれる拡張を示す（▶巻頭カラー p.72, 7-5）．

筋萎縮性側索硬化症 amyotrophic lateral sclerosis（ALS）は，上位および下位の運動ニューロンが進行性に消失する疾患で，筋力が低下する．脊髄前角消失，脊髄側索が変性する（▶巻頭カラー p.73, 7-6）．

末梢神経が障害される疾患では，糖尿病性神経症，栄養性，感染によるもの，自己免疫によるものがある．栄養性のものにはビタミン B_1，ビタミン B_{12}，ピリドキシン，ナイアシンなどの欠乏によるものがある．ビタミン B_{12} 欠乏では，巨赤芽球性貧血とともに，神経系では脊髄の後索と側索（2つを合わせて連合性と呼ぶ）が強く障害され，また末梢神経，大脳白質にも変性をきたす．感染によるものでは，ヘルペスウイルスによる帯状疱疹，AIDS, Hansen 病がある．

Guillain-Barré 症候群は，下痢などのウイルス感染や予防接種の後に起こり，定型例では下肢から上行する急性，対称性の四肢運動麻痺をきたし，感覚障害も伴う．髄液所見では，タンパクは上昇するが，細胞数が正常のタンパク細胞解離がみられる．組織所見では，リンパ球の浸潤と脱髄がある．

3 筋疾患

筋疾患には，神経の変性に伴い筋が萎縮する場合（神経原性萎縮）と，筋疾患そのものにより筋が萎縮する疾患がある（筋原性萎縮）．

筋ジストロフィー muscular dystrophy は，進行性の筋の変性と消失をきたす先天的な疾患である．**Duchenne 型ジストロフィー**と **Becker 型ジストロフィー**は，ともに X 染色体上にあるジストロフィンをコードする遺伝子の異常による．**筋緊張性ジストロフィー** myotonic dystrophy は常染色体優性遺伝疾患で，筋緊張を伴う筋萎縮のほか，知能低下や糖尿病，性腺萎縮を伴う．

代謝性筋疾患としては **Pompe 病**などの先天性代謝疾患の糖原病があるが，後天的にも糖尿病，Cushing 症候群，Addison 病，甲状腺機能低下症や甲状腺機能亢進症などにより筋力低下をきたす．

筋炎には自己免疫性，感染性のものがある．自己免疫性には多発性筋炎（▶巻頭カラー p.35, 5-38）があり，筋の炎症がみられる．皮膚疾患を伴う皮膚筋炎もある．感染性にはコクサッキー B 群などのウイルス，溶連菌などの細菌，細菌の感染そのものが原因ではなく産生する毒素による破傷風，旋毛虫による筋炎がある．

神経筋接合部の疾患には，**重症筋無力症** myasthenia gravis がある．これは神経筋接合部におけるアセチルコリン受容体に対する自己抗体により，神経刺激が筋に伝わらないために起こる．

4 骨疾患

骨粗鬆症 osteoporosis は骨基質の量の減少で，多孔性となり，骨折しやすくなる状態をいう。

くる病 rickets は小児の，**骨軟化症** osteomalacia は成人の疾患で，ビタミンDの不足，カルシウムやリンの代謝異常で骨の石灰化が障害される状態である。成長中の小児では骨の変形をきたす。

● Check Test 7-2

脊髄の横断面を示す。

錐体路はどれか。

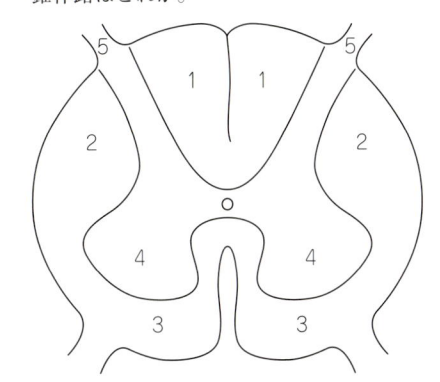

A　1
B　2
C　3
D　4
E　5

解答：B　1：後索，2：側索　3：前索　4：前角　5：後根神経，である。側索には骨格筋の随意運動神経の経路である錐体路があり，後索には識別性触・圧覚の感覚神経が走行する。

● Check Test 7-3

欠乏すると後索および側索の脱髄をきたすのはどれか。

A　ビタミンA　　B　ビタミンB_1　　C　ビタミンB_{12}　　D　ビタミンC　　E　ビタミンD

解答：C

● Check Test 7-4

Parkinson 病で病変が起こりやすいのはどれか。

A　扁桃　　B　視床下部　　C　内包　　D　脳梁　　E　黒質

解答：E

● Check Test 7-5

大脳基底核でドパミンを伝達物質としているのはどれか。

A　線条体　　B　淡蒼球内節　　C　淡蒼球外節　　D　視床下部　　E　黒質

解答：E

索引

日本語索引

あ

アスベスト　144
アスペルギルス症　25, 115
アセチルコリン受容体　162
アトピー性皮膚炎　128
アドレナリン　158
アナフィラキシー型　116
アナフィラトキシン　111
アポトーシス　82, 87, 88, 122
アミノ酸代謝異常　89, 90
アミリン　90
アミロイド　91, 161
アミロイドーシス　9, 17, 33, 89, 91, 123
アミロイド沈着　90, 103, 149
アメーバによる大腸炎　30, 121
アルコール症　91
アルコール硝子体　90
アルコール性肝障害　122
アルドステロン　158
アレルギー，Ⅰ型　116, 128
アレルギー，Ⅱ型　116, 128
アレルギー，Ⅲ型　116, 128
アレルギー，Ⅳ型　116, 129
アレルギー性紫斑病　123
アレルギー反応　116
アンドロゲン　148, 158
亜鉛欠乏　114
亜急性甲状腺炎　69, 155
悪性黒色腫　59, 93, 133, 149, 150
悪性腫瘍　132, 134
悪性中皮腫　144
悪性貧血　117
悪性リンパ腫　92, 133, 145, 153
安定狭心症　100

い

インスリン　89, 90
インスリン依存型　89
インスリン欠乏，絶対的　89
インスリン欠乏，相対的　89
インスリン産生腫瘍　144
インスリン非依存型　89
インターロイキン-1　111
インテグリン　111, 134, 135
インフルエンザ桿菌　120, 126
胃炎　120
胃潰瘍　140
胃癌　45, 48, 51, 140

胃腸炎　116
胃の腫瘍　140
異栄養性石灰化　94
異形成　46, 131, 132, 138
異型巨細胞　123
異型狭心症　100
異型性　134
異所性腎　84
異数性　81
移行上皮癌　54, 131, 133, 145
移植臓器の拒絶　116
移植片対宿主病　129
移動性多発関節炎　104
萎縮　87
遺伝因子　82
遺伝子異常　79
遺伝性球状赤血球症　152
遺伝性非ポリープ性大腸癌　141
遺伝の要因，腫瘍発生に関わる　135
一次治癒　114
一酸化窒素　112
印環細胞癌　48, 51, 140
陰窩膿瘍　121

う

ウイルス感染　115
ウイルス性肝炎　5, 88, 121, 122
ウイルス性髄膜炎　126
うっ血　95
右室肥大　83

え

エオジン　90
エストロゲン　148
壊死　87, 88
壊死性血管炎　27
壊死性肺炎　120
炎症　111, 112
炎症性疾患　118, 119, 120, 123, 125, 126, 128

お

オウム病　120
オレンジG好染　137
黄色ブドウ球菌　120
横紋筋　99
横紋筋肉腫　133

か

カテコラミン　158, 159
カテプシン　134
カテプシンB　135
カドヘリン　134, 135
カルシウム代謝異常　163
カルシウムの沈着　93
カルシトニン　149
カルチノイド　49, 118, 140
カンジダ症　25, 26, 115
ガストリン産生腫瘍　144
ガラクトース血症　80
下肢の潰瘍　6, 90
下肢の浮腫　103
下垂体機能亢進症　155
下垂体機能低下症　155
下垂体腺腫　150
化生　131, 132
化膿性炎症　112
家族性アミロイドーシス　91
家族性腺腫症　135
家族性大腸腺腫症　1, 80, 141
家族性非ポリープ性大腸癌　135
家族性網膜芽細胞腫　80
痂皮　128
過角化　128
過凝固　97
過形成　87, 132
過誤腫　85
過粘稠度症候群　153
過敏性反応　116
顆粒膜細胞腫　58, 148
海綿化　128
海綿状脳炎　126
疥癬　40, 128
潰瘍　128
潰瘍性大腸炎　29, 120
壊血病　109
外因系経路，止血の　96
外陰炎　125
外的因子，腫瘍発生に関わる　135
核クロマチン　88
核酸代謝異常　92
核酸・ヌクレオチド代謝異常　89
核内封入体　115
滑脱ヘルニア　161
褐色萎縮　87, 93
褐色細胞腫　159, 160
鎌状赤血球貧血　80, 152

川崎病　118, 119
汗腺　128
完全大血管転位症　3, 83
肝炎　121, 122
肝硬変　31, 95, 108, 122, 138
肝細胞癌　51, 91, 122, 135, 143
肝腫大　103
肝臓の腫瘍　143
冠動脈疾患　81
乾酪壊死　113
桿菌　120
貫壁性梗塞　100
間質性腎炎　124
間質性肺疾患　120
感染症　113, 115
感染性心内膜炎　26, 118
関節リウマチ　117, 126
環境因子　82
環状染色体　81
癌　131, 133
癌遺伝子　136
癌性髄膜症　36, 126
癌性リンパ管症　53, 144
癌抑制遺伝子　79, 80, 136

□き□

気管支炎　120
気管支拡張症　120
気管支喘息　28, 116, 119
気管支肺炎　120
気管支肺胞上皮癌　144
気管食道瘻　84
奇形　84
奇形癌　145
基底細胞癌　59, 149
偽ポリポーシス　121
偽膜性腸炎　30, 121
逆流性食道炎　140
丘疹　128
急性炎症　112
急性肝炎　91, 122
急性冠症候群　100
急性間質性肺炎　90
急性呼吸窮迫症候群　108
急性骨髄性白血病　153
急性糸球体腎炎　33, 123
急性腎盂腎炎　124
急性膵炎　123
急性前骨髄球性白血病　64, 153
急性単球性白血病　153
急性胆嚢炎　94
急性虫垂炎　21, 113, 121
急性転化　153
急性妊娠性脂肪肝　91
急性副腎不全　159
急性リンパ性白血病　37, 126, 153

急速進行性糸球体腎炎　33, 123
球状赤血球症　80, 82
巨細胞　113
巨細胞腫　60, 150
巨細胞性甲状腺炎　155
巨細胞性動脈炎　27, 118
巨人症　155
巨赤芽球性貧血　64, 151
虚血　87, 95, 100
虚血性心疾患　95, 100
胸水　95
胸腺腫　53, 144
強皮症　117
莢膜細胞腫　148
境界病変　138
凝固因子の異常　109
凝固壊死　4, 87, 88, 100
局面　128
棘細胞症　128
棘融解　128
菌血症　118
筋萎縮性側索硬化症　73, 162
筋緊張性ジストロフィー　162
筋型動脈　104
筋原性萎縮　162
筋ジストロフィー　162
筋線維芽細胞　114

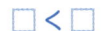

□く□

クモ膜下出血　20, 106
クラミジア　125
クリプトコッカス症　24, 115
クリプトスポリジウム　120
クレチン症　155
クレブシエラ　120
グラム陰性桿菌　120
グラム染色　115
グリア細胞　88, 150
グリコヘモグロビン　89
グリソン鞘　95
グルカゴン　143
グルカゴン産生腫瘍　144
グルコース-6-リン酸欠乏症　152
くる病　163

□け□

形質細胞　112
珪肺　120
経口感染　121
軽度異形成　138
憩室　71, 161
劇症肝炎　121
欠損　81
血液凝固因子　96
血液凝固系　90
血液・リンパの腫瘍　153

血管活性アミン　111
血管壁の異常　109
血管壁の損傷　97
血行静止　95
血小板活性因子　111
血小板の機能異常　109
血清病　116
血栓　95, 97
血栓症　97
血栓性血小板減少性紫斑病　109, 151, 152
血栓性静脈炎　104
血栓塞栓症　101
血友病　80, 82
血友病A　109
血流のうっ滞　97
結核　22, 90, 113
結核性髄膜炎　36, 126
結石　89, 94
結節　128
結節性硬化症　80, 85
結節性多発動脈炎　118
結節性病変　90
結腸癌　44, 136, 137, 141
結腸の腫瘍　141
牽引憩室　161
原発性アルドステロン症　158
原発性胆汁性肝硬変　31, 122
原発性肺癌　144
原発性肺高血圧症　108
原発性副甲状腺機能亢進症　93, 94, 157
原発性慢性副腎不全　159

□こ□

コクサッキーB群ウイルス　126, 162
コラーゲン　134, 135
コルチゾール　158
コレステロール　158
コレステロール結石　94
コレラ　120
呼吸窮迫症候群　90, 108
股部白癬　128
誤嚥性肺炎　108
口腔の腫瘍　140
口唇裂　81
甲状腺機能亢進症　155, 162
甲状腺機能低下症　155, 162
甲状腺刺激ホルモン　155
甲状腺髄様癌　60, 90, 91, 160
甲状腺の腫瘍　59, 60, 149
甲状腺ペルオキシダーゼ　155
交感神経刺激症状　90
好塩基球　116
好酸球顆粒　120

好酸小体　5, 88
好中球　111, 112, 120, 121, 126
抗 Sm 抗体　117
抗核抗体　117
抗癌薬　114
抗基底膜抗体　123
抗好中球細胞質抗体　119
抗二本鎖 DNA 抗体　117
拘束性肺疾患　120
後天性免疫不全症候群　135
高カルシウム血症　93, 94, 157
高血圧　80, 158, 159
高血糖　89
高脂血症　89, 91
高度異形成　138
高尿酸血症　89, 92, 94
梗塞　95, 98
硬膜下出血　107
硬膜外出血　107
鉱質コルチコイド　158
膠原線維　101, 114
黒色表皮腫　41, 129
骨格筋　99
骨芽細胞腫　150
骨髄異形成症候群　153
骨髄細胞　63, 87
骨髄腫腎　35, 123
骨髄線維症　151, 153
骨髄組織標本　151
骨髄増殖性症候群　153
骨粗鬆症　163
骨軟化症　157, 163
骨肉腫　60, 150
骨の腫瘍　60, 150
骨盤内炎症性疾患　125
混合腫瘍　140

□さ□

サイトカイン　111
サイトメガロウイルス　23, 82, 115
サイロキシン　155
サイログロブリン　155
サラセミア　151
サルコイドーシス　21, 113, 120, 129
サルモネラ　120
左室自由壁　101
左室心室瘤　101
左右シャント　83
再生　131
再生結節　122
再生不良性貧血　64, 151
細気管支炎　120
細菌性髄膜炎　36, 126
細胞死　82, 87, 88
細胞傷害型　116, 128
細胞障害　87, 88

細胞診　137
細胞タンパク　96
細胞分裂　82
臍ヘルニア　161
錯角化　128
産道感染　82
残胃炎　140

□し□

ショック　116, 155
ジストロフィン　162
じん肺　120
子宮外妊娠　125
子宮癌　138
子宮頸管炎　125
子宮頸癌　135
子宮頸部上皮内腫瘍　47, 138
子宮内膜炎　125
子宮内膜症　148
子宮内膜様腺癌　148
子宮の腫瘍　147
止血　96
糸球体腎炎　118
脂質硝子化　106
脂質代謝異常　89, 91
脂腺　128
脂肪肝　9, 10, 91
脂肪線条　10, 91
脂肪変性　89, 91, 122
自己抗体　162
自己免疫　122
自己免疫疾患　117, 126
自己免疫性萎縮性胃炎　117
自己免疫性精巣炎　117
自己免疫性脳脊髄炎　117
自己免疫性副腎炎　159
自己免疫性溶血性貧血　116, 117, 152
色素性母斑　12, 93
湿疹　128
手根管症候群　91
腫瘍　131
腫瘍細胞　134, 135
腫瘍随伴症候群　129
腫瘍マーカー　138, 145, 147
腫瘤　128
収縮性心膜炎　103
修復　131
充血　95
重症筋無力症　117, 162
重層扁平上皮円柱上皮境界部　147
絨毛癌　56, 138, 147
絨毛腫　145
縦隔の腫瘍　144
漿液　14, 91, 97, 100, 104, 106
漿状硬化症　89, 94

粥状硬化性動脈瘤　104
出血　96
出血性梗塞　98
循環障害　95
小細胞　131, 144
小水疱　128
小脳扁桃ヘルニア　106
小葉癌　148
消化管上皮細胞　87
消化性潰瘍　120, 157
硝子　90
硝子化　7, 89, 90
硝子血栓　6, 89, 90
硝子体　90
硝子膜　7, 89, 90
漿液性嚢胞腺腫　57, 148
漿液性嚢胞腺腫　143, 148
上衣腫　62, 150
上咽頭癌　135
上気道の腫瘍　47, 140
上大静脈症候群　144
上皮性腫瘍　133
上皮内癌　138
上皮由来　131
常染色体　81
常染色体優性遺伝　79〜82, 109, 152, 162
常染色体劣性遺伝　79, 80, 82, 93
静脈血栓症　104
静脈瘤　104
食道静脈瘤　20, 108, 122
食道の腫瘍　140
食物アレルギー　116
心炎　104
心筋　15, 16, 99
心筋梗塞　8, 16, 90, 91, 97, 100〜102, 106, 118, 119
心血管疾患　95
心原性ショック　101
心室中隔欠損症　1, 83
心室中隔穿孔　101
心臓の奇形　83
心タンポナーデ　118
心内膜梗塞　100
心嚢水　95
心不全　16, 103
心房細動　97, 106
心房中隔欠損　97
心房中隔欠損症　83
心膜炎　118
神経系の腫瘍　150
神経原性萎縮　162
神経症　90
神経鞘腫　62, 150
神経節細胞腫　160
神経線維腫症　80, 85

浸潤　132, 137
浸潤癌　148
浸潤転移　134
真菌　128
真性赤血球増加症　153
真皮　128
滲出　112
尋常性乾癬　40, 128
尋常性痤瘡　128
尋常性天疱瘡　41, 128
腎炎　123
腎炎症候群　123
腎癌　54, 150
腎症　90
腎の腫瘍　145
腎不全　157

□ す □

スキルス癌　48, 140
スペクトリン　152
水痘　128
水痘帯状疱疹ウイルス　115, 128
水疱　128
膵炎　123, 157
膵管内乳頭腫瘍　143
膵癌　90, 138
膵臓の腫瘍　143
膵嚢胞　123
髄芽腫　62, 150
髄質海綿腎　84
髄膜炎菌　126
髄膜刺激症状　126
髄膜腫　63, 85, 150
髄膜瘤　84
髄様癌　149

□ せ □

セルロプラスミン　93
セレクチン　111
正中神経障害　91
生殖細胞　87
成熟重層扁平上皮　131
成熟嚢胞性奇形腫　57, 148
成人 T 細胞白血病　65, 135, 153
成長ホルモン産生腺腫　155
星細胞腫　61, 150
精上皮腫　145
赤痢　120
赤緑色盲　80
赤血球増加症　97, 153
脊髄披裂　80, 81
石灰化　13, 17, 89, 93, 123, 157
石灰化小体　94, 148～150
接触皮膚炎　116, 128, 129
癤　128
先天異常　84

先天性十二指腸閉鎖症　84
先天性心疾患　79, 83
染色体　81
染色体異常　79, 81, 83
穿刺吸引細胞診　137
旋毛虫　126, 162
腺癌　43, 45, 126, 131, 133, 134, 140, 143, 144, 147
腺腫　44, 134
線維芽細胞　87, 100, 114
線維脂質斑　11, 91
線維腫　148
線維性隔壁　122
線維腺腫　148
線維肉腫　133
線維嚢胞疾患　148
線維帽　91
線溶系　96
全収縮期雑音　83
全身性エリテマトーデス　116, 117, 123, 151
全身性血管炎　119
全身性硬化症　117
前癌病変　138
前立腺癌　138, 145
前立腺肥大症　145

□ そ □

ソマトスタチン産生腫瘍　144
組織因子　96
組織球　112, 113
鼠径ヘルニア　161
巣状糸球体硬化症　32, 123
創傷治癒　114
僧帽弁逸脱症　103
僧帽弁狭窄　104
僧帽弁閉鎖不全　104
増殖　82
増生　131, 132
即時型　116, 128
足白癬　128
塞栓　95, 97, 98
塞栓症　97
続発性副甲状腺機能亢進症　93
続発性副腎不全　159

□ た □

タンパク質代謝異常　89, 90
タンパク質分解酵素　135
多因子遺伝　79～81
（多形）膠芽腫　61, 150
多形腺腫　47, 140
多型性　134
多嚢胞性卵巣症候群　148
多発性筋炎　35, 126, 162

多発性硬化症　38, 126
多発性骨髄腫　67, 90, 153
多発性内分泌腫瘍　80, 149, 160
多発性嚢胞腎　1, 80, 81, 84
唾液腺の腫瘍　140
代謝性アルカローシス　158
体細胞　79
体部白癬　128
胎児性癌　145, 148
胎児赤芽球症　116
退形成　131
帯状疱疹　128, 162
大血管障害　90
大細胞癌　144
大腸癌　138
大腸菌　125, 126
大動脈炎症候群　118
大動脈解離　18, 104
大動脈騎乗　83
大動脈縮窄症　83
大動脈粥状硬化症　104
大葉性肺炎　120
高安病　118
脱髄性疾患　126
丹毒　128
単核炎症性細胞浸潤　120
単純ヘルペスウイルス　23, 115, 128
胆管細胞癌　143
胆道結石　94
胆嚢の腫瘍　143
弾性型動脈　18, 104

□ ち □

チアノーゼ　79, 83
遅延型　116, 129
腟炎　125
中性脂肪　92
中程度異形成　138
中毒性結節性甲状腺腫　155
中毒性腺腫　155
長期血液透析　90
腸重積　161
腸上皮化生　42, 132
聴神経鞘腫　85
直腸癌　43, 137, 141
直腸の腫瘍　141

□ つ □

ツベルクリン反応　116
つつが虫病　27, 113, 119
痛風　89, 92, 94
痛風結節　92

□ て □

低カリウム血症　158
低カルシウム血症　157

低血圧　114
低血糖　89
低血糖症　90
低酸素血症　114
低タンパク血症　114
鉄欠乏性貧血　151
転移　42, 132, 137, 144
転移性腫瘍　42, 145
転移性石灰化　93
転座　81

□と□

トキソプラズマ　82
トリヨードサイロニン　155
トルコ鞍空虚症候群　155
ドパミン作動性神経細胞　161
糖質コルチコイド　158
糖質代謝異常　89
糖尿病　80, 81, 89, 90, 93, 117, 123
糖尿病性ケトアシドーシス　89
糖尿病性神経症　162
糖尿病性腎症　6, 90, 123
頭蓋咽頭腫　63, 150
頭部白癬　128
同腕染色体　81
動脈管開存症　2, 83
特発性血小板減少性紫斑病　109, 117, 151
特発性肺線維症　120

□な□

ナイアシン欠乏　162
内圧性憩室　161
内因系経路, 止血の　96
軟骨形成不全症　80
軟骨肉腫　61, 150

□に□

ニューモシスチス肺炎　24, 115
二次性副甲状腺機能亢進症　157
二次治癒　114
二分脊椎　84
二分頭蓋　84
肉芽腫　111, 113, 120, 122
肉芽腫性炎症　113
肉芽腫性血管炎　119
肉芽腫性甲状腺炎　155
肉芽組織　23, 114
肉腫　60, 131, 133, 140
乳管癌　148
乳癌　13, 42, 94, 135, 136, 148, 150
乳腺症　148
乳腺の腫瘍　58, 148
乳頭癌　149
乳頭筋壊死　101
尿中バニリルマンデル酸　159

尿崩症　155
尿路結石　94, 157
認知症　126, 161

□ぬ・ね□

ヌクレオチド代謝異常　92

ネクローシス　88
ネフローゼ症候群　95, 123
猫鳴き症候群　81
捻転　161
粘液水腫　155
粘液性囊胞性腫瘍　143
粘液性囊胞腺癌　148
粘液性囊胞腺腫　56, 148

□の□

ノカルジア症　115
ノルアドレナリン　158
ノロウイルス　120
脳血管障害　95, 106
脳梗塞　91, 106
脳挫傷　107
脳出血　19, 106
脳振盪　107
脳塞栓　97
脳動静脈奇形　106
脳浮腫　106
脳ヘルニア　106
膿痂疹　128
膿疱　128
膿瘍　112
囊状動脈瘤　20, 106
囊胞性線維症　90, 120
囊胞性線維性骨炎　157

□は□

ハプトグロビン　152
パンヌス　126
破傷風　126, 162
播種性血管内凝固症候群　90, 152, 159
馬蹄腎　84
肺炎球菌　120, 126
肺癌　42, 45, 52, 150
肺気腫　28, 29, 108, 119
肺結核　22, 120
肺高血圧症　83, 108
肺循環障害　95
肺水腫　103
肺塞栓症　97
肺動脈狭窄　83
肺動脈閉鎖症　83
肺動脈弁狭窄症　83
肺の腫瘍　144
肺膿瘍　120

肺浮腫　101
胚細胞腫瘍　145, 148
胚（生殖）細胞　79
敗血症　108, 118
倍数性　81
梅毒　119
梅毒スピロヘータ　82
橋本病　117, 155
白血病　92, 131, 153
白血病細胞　126
発生発達異常　79
発達異常　82
反跳痛　121
半月体形成　123
汎心炎　104
斑　128

□ひ□

ヒトT細胞白血病ウイルス　135
ヒトパピローマウイルス　128, 135, 147
ビタミンB_1欠乏　162
ビタミンB_{12}欠乏　151, 162
ビタミンC欠乏　114
ビタミンD欠乏症　157
ビタミンK　96
ビトロネクチン　135
ビリルビン結石　94
ピリドキシン欠乏　162
びまん性および多結節性甲状腺腫　155
びまん性大細胞性リンパ腫　67, 153
皮下結節　104
皮膚　39, 128
皮膚筋炎　126, 162
皮膚腺　128
皮膚粘膜神経腫　160
皮膚の腫瘍　149
皮様囊腫　148
肥厚性幽門狭窄症　84
肥大　87, 131, 132
肥満細胞　116
泌尿器の腫瘍　145
非Hodgkinリンパ腫　153
非アルコール性脂肪肝炎　122
非経口感染　121
非細菌性血栓性心内膜炎　27, 118
非上皮性腫瘍　133
非上皮由来　131
非浸潤癌　148
非ステロイド系抗炎症薬　120
非精上皮腫　145
非定型肺炎　120
微小血管障害　90
微小血管障害性溶血性貧血　152
微小血栓　90

微小変化群　32, 123
鼻咽頭癌　47
表皮　39, 128
病期分類　137
貧血　114
貧血性梗塞　98

□ふ□

フィブリノイド壊死　104
フィブロネクチン　135
フェニルケトン尿症　80
ブラジキニン　111
プラスミノゲン-プラスミン系　96
プリオン　126
プリン体　92
プロスタグランジン　111
プロテウス　120
プロラクチン産生腫瘍　155
不安定狭心症　100
不整脈　101
不妊症　125
不分離　81
浮腫　95
風疹ウイルス　82
副甲状腺機能低下症　157
副甲状腺腫　160
副甲状腺（上皮小体）ホルモン　157
副甲状腺腺腫　93
副腎性器症候群　158
副腎皮質刺激ホルモン　159
副腎皮質ステロイド　158
副腎皮質ステロイド薬　90, 114
副腎皮質腺腫　70, 158
副腎皮質ホルモン　158
腹水　95
複合病変　11, 91

□へ□

ヘテロ接合性　80
ヘマトキシリン-エオジン染色　91, 93, 115, 123, 137
ヘモクロマトーシス　89, 90, 93
ヘモジデローシス　11, 89, 93
ヘリコバクター・ピロリ菌　120
ヘルニア　161
ヘルペスウイルス　162
ヘルペス脳炎　126
平滑筋　99
平滑筋腫　55, 140, 147
平滑筋肉腫　133
閉塞性血栓血管炎　104
閉塞性疾患　79
壁在血栓　101
変異　79
変異遺伝子　80

変形性関節症　126
変性　87, 88
扁平上皮癌　43, 45, 131, 133, 137, 138, 140, 144, 147, 149
扁平上皮内病変　138
扁平苔癬　40, 128

□ほ□

ホモ接合性　80
ポリオウイルス　126
ポリペクトミー　138
母斑症　85
放射線照射　118
放射線障害　87
胞状奇胎　55, 147
蜂窩肺　29, 120
蜂巣炎　128
乏（稀）突起膠腫　150
膀胱炎　124
膀胱尿管逆流　124
膨張性増殖　132
墨汁染色　115
発作性夜間ヘモグロビン尿症　152
本態性血小板血症　153

□ま□

マイコプラズマ　125
マクログロブリン血症　153
マクロファージ　100
麻疹　128
膜性腎症　32, 123
膜性増殖性糸球体腎炎　34, 123
末端肥大症　155
満月様顔貌　158
慢性炎症　112
慢性肝炎　31, 121, 122, 143
慢性気管支炎　119, 120
慢性甲状腺炎　68, 155
慢性骨髄性白血病　65, 153
慢性糸球体腎炎　123
慢性腎盂腎炎　124
慢性腎不全　93, 157
慢性膵炎　90, 123
慢性皮膚炎　128
慢性副腎皮質不全　159
慢性閉塞性肺疾患　119
慢性リンパ性白血病　65, 153

□み□

ミトコンドリア遺伝　79
ミトコンドリア遺伝子　82
未分化癌　149
未分化胚細胞腫　148
右左シャント　83
水虫　128
脈なし病　118

□む□

無顆粒球症　116
無機質代謝異常　89, 93
無脳症　84

□め□

メサンギウム増殖性腎炎　34, 123
メタボリックシンドローム　92
メラニン　12, 71, 93, 128
メラノサイト　149
メンデル遺伝　79, 80
明細胞癌　54, 57, 145, 148
免疫組織化学染色　133
免疫複合体　118, 123, 128
免疫複合体型　116
免疫複合体病　128

□も□

モザイク　79
毛細血管芽腫　85
毛嚢上皮細胞　87
網膜芽細胞腫　135, 136
網膜症　90
門脈圧亢進症　95, 108, 122

□や・ゆ・よ□

夜間発作性呼吸困難　103
幽門狭窄症　80, 81
疣贅　118
融解壊死　4, 87, 88
葉酸欠乏　151
葉状腫瘍　148
溶血性尿毒症症候群　109, 121, 152
溶血性貧血　151, 152
溶血性レンサ球菌感染　104
溶連菌　120, 126, 128, 162
溶連菌感染後糸球体腎炎　116, 123
癰　128

□ら□

ラミニン　134
ランブル鞭毛虫　120
卵黄嚢腫瘍　145, 148
卵管炎　125
卵巣癌　57, 135, 136, 138
卵巣の腫瘍　57, 148

□り□

リウマチ熱　18, 104, 118
リポフスチン　4, 87, 93
リン代謝異常　163
リンパ球　112, 113, 122, 126, 128

リンパ腫　131
良性腫瘍　132, 134
緑膿菌　120
淋菌　125
輪状紅斑　104
鱗屑　128

□る・れ□

ループス腎炎　35
類骨骨腫　150
類上皮細胞　113
類上皮細胞肉芽腫　126
レニン-アルドステロン系　158

連続性雑音　83

□ろ□

ロイコトリエン　111
ロタウイルス　120
濾胞癌　149
濾胞性リンパ腫　66, 136, 153
老人斑　161

欧文索引

□A□

α-フェトプロテイン　138, 143
A群β溶連菌　123
acantholysis　128
acanthosis　128
acanthosis nigricans　129
acne vulgaris　128
ACTH　159
acute adrenocortical insufficiency　159
acute appendicitis　121
acute coronary syndrome　100
acute glomerulonephritis　123
acute hepatitis　122
acute lymphocytic leukemia　153
acute monocytic leukemia　153
acute myelocytic leukemia　153
acute pancreatitis　123
acute promyelocytic leukemia　153
acute pyelonephritis　124
acute respiratory distress syndrome　108
Addison病　159, 162
adrenogenital syndrome　158
adult T cell leukemia　153
AFP　138, 143
AIDS　135, 162
alcoholic hyaline body　90
ALS　162
Alzheimer原線維変化　71, 161
Alzheimer病　71, 91, 161
amebic colitis　121
AML　153
amyloidosis　91
amyotrophic lateral sclerosis　162
ANCA関連糸球体腎炎　123
anemic infarct　98
anencephaly　84
aneuploidy　81
aortic dissection　104
aplastic anemia　151
apoptosis　88

ARDS　108
Arnold-Chiari奇形　85
Aschoff結節　17, 104
astrocytoma　150
atheroma　91
atherosclerotic aneurysm　104
ATL　153
atrial septal defect　83
atrophy　87
Auer小体　153
autoimmune hemolytic anemia　152
Azan染色　90, 102

□B□

B型肝炎ウイルス　82
B細胞腫瘍　144
bacterial meningitis　126
Barrett食道　48, 140
basal cell carcinoma　149
Basedow病　68, 117, 155
BCL-2　136
*bcr-abl*遺伝子　153
Becker型筋ジストロフィー　162
Bence Jonesタンパク　123
benign tumor　132
berry aneurysm　106
biliary calculus　94
blast crisis　153
box-like　162
*BRCA1*遺伝子　135
bronchial asthma　119
bronchiectasia　120
bronchoalveolar cell carcinoma　144
bronchopneumonia　120
Brudzinski徴候　126
Buerger病　104
bulla　128
Burkittリンパ腫　67, 135, 136, 153

□C□

CA125　138
CA19-9　138
café au lait spot　85
Call-Exner小体　148
C-ANCA　119
carbuncle　128
carcinoid　140
carcinoma　133
carcinoma *in situ*　138
cardiac tamponade　118
CEA　138
cellulitis　128
cerebral arteriovenous malformation　106
cerebral concussion　107
cerebral contusion　107
cerebral edema　106
cerebral hemorrhage　106
cerebral hernia　106
cerebral infarction　106
cervical intraepithelial neoplasia　138
Charcot-Leyden結晶　120
Charcot-Bouchard動脈瘤　19, 106
Chlamydia psittaci　120
chondrosarcoma　150
choriocarcinoma　147
chronic bronchitis　119
chronic hepatitis　122
chronic interstitial pneumonitis　120
chronic lymphocytic leukemia　153
chronic myelogenous leukemia　153
chronic obstructive pulmonary disease　119
chronic pancreatitis　123
chronic pyelonephritis　124
chronic thyroiditis　155
Churg-Strauss症候群　119

CIN 138
CIS 138
clear cell carcinoma 145, 148
CLL 153
c-myc 136
CML 153
coagulation necrosis 88
coarse crackles 103
complete transposition of great arteries 83
complicated lesion 91
congenital duodenal obstruction 84
congestion 95
Congo red 染色 91
Conn 症候群 158
COPD 119
Councilman 体 88
Coxiella burnetti 120
craniopharyngioma 150
cranioschisis 84
cretinism 155
Creutzfeldt-Jacob 病 37, 126
Crohn 病 113, 120
crust 128
crypt abscess 121
Curschmann らせん体 120
Cushing 症候群 158, 162
Cushing 病 158
cystitis 124

□ D □

Dandy-Walker 症候群 85
de Quervain 甲状腺炎 155
deletion 81
dermatomyositis 126
Dermatophytes 128
dermoid cyst 148
diabetes insipidus 155
diabetes mellitus 89
diabetic ketoacidosis 89
DIC 90, 152, 159
diffuse and multinodular goiter 155
diffuse large cell lymphoma 153
DiGeorge 症候群 84
diverticulum 161
DNA ミスマッチ修復遺伝子 135
double bubble 像 84
double contour 123
Down 症候群 81, 83
Duchenne 型筋ジストロフィー 80, 82, 162
Dukes 分類 137
dysgerminoma 148

dysplasia 132, 138
dystrophic calcification 94

□ E □

EB ウイルス 135, 140
eczema 128
Ehlers-Danlos 症候群 80, 109
embolism 97
empty sella syndrome 155
ependymoma 150
epidural hemorrhage 107
Epstein-Barr ウイルス 135, 140
erysipelas 128
esophageal varices 108
essential thrombocytosis 153
Ewing 腫瘍 150
exudation 112

□ F □

faggot cell 153
Fallot 四徴症 83
fatty liver 91
fatty streek 91
fibroadenoma 148
fibrocystic disease 148
fibrofatty plaque 91
fibrous cap 91
focal segmental glomerular sclerosis 123
follicular carcinoma 149
follicular lymphoma 153
furuncle 128

□ G □

Gardner 症候群 141
gastritis 120
Gastrointestinal stromal tumor 140
Gaucher 病 80
giant cell arteritis 118
giant cell tumor 150
GIST 49, 140
glioblastoma multiforme 150
Glisson 鞘 122
glucose-6-phosphate dehydrogenase deficiency 152
Goodpasture 症候群 117, 123
gout 92
granulation tissue 114
granuloma 113
granulomatous inflammation 113
granulosa cell tumor 148
Graves 病 117, 155
Grocott 染色 115, 116

growth hormone producing adenoma 155
Guillain-Barré 症候群 162

□ H □

Hageman 因子 96
Hamman-Rich syndrome 120
Hansen 病 162
Hashimoto's thyroiditis 155
HbA_{1c} 89
HBV 135
hCG 138
hCG-β 147
HCV 135
HE 染色 91, 93, 115, 123, 137
hemochromatosis 93
hemolytic anemia 152
hemolytic uremic syndrome 109
hemophilia 109
hemorrhage 96
hemorrhagic infarct 98
hemosiderosis 93
hemostasis 96
hepatocellular carcinoma 143
HER-2/*neu* 136
hereditary spherocytosis 152
hernia 161
herpes encephalitis 126
herpes simplex 128
herpes zoster 128
HIV 135
hobnail pattern 148
Hodgkin リンパ腫 66, 153
honeycomb lung 120
HPV 128, 135, 147
HSV 115, 128
HTLV 135
hump 123
Huntington 病 72, 80, 161
HUS 109
hyalin 90
hyaline body 90
hyaline membrane 90
hyaline thrombus 90
hydatidiform mole 147
hyperemia 95
hyperkeratosis 128
hyperlipidemia 91
hyperplasia 87, 132
hypertrophic pyloric stenosis 84
hypertrophy 87, 132
hyperviscosity syndrome 153
hypoglycemia 90
hypoparathyroidism 157
hypopituitarism 155

I

idiopathic pulmonary fibrosis 120
idiopathic thrombocytopenic
　purpura 109, 151
IgA 腎症 123
IgE 抗体 116
IgG 123
IL-1 111, 112
IL-6 112
impetigo 128
infective endocarditis 118
inflammation 111
interstitial nephritis 124
intestinal metaplasia 132
intussusception 161
invasion 132
iron deficiency anemia 151
ischemia 95
isochromosome 81
ITP 109, 151

K

Kawasaki disease 119
Kayser-Fleischer 輪 93
Kernig 徴候 126
Kimmelstiel-Wilson 症候群 123
Kimmelstiel-Wilson 病変 90
Klinefelter 症候群 81
Krukenberg 腫瘍 140, 148

L

Langerhans 島 52, 90, 143
Langhans 巨細胞 22, 113
Leber 遺伝性視神経症 82
Leigh 脳症 82
leiomyoma 147
leukemia 153
Lewy 小体 12, 72, 93
Libman-Sacks 病 118
lichen planus 128
Li-Fraumeni 症候群 79, 80, 136
lipofuscin 87, 93
lipohyalinosis 106
liquefactive necrosis 88
lobar pneumonia 120

M

macroglobulinemia 153
macula 128
malignant lymphoma 153
malignant melanoma 93, 149
malignant mesothelioma 144
malignant tumor 132
Mallory 小体 8, 90, 122
Mallory-Weiss 症候群 108

MALT リンパ腫 140
Marfan 症候群 80, 104
mastopathy 148
mature cystic teratoma 148
MDS 153
measles 128
Meckel 憩室 84, 161
medullary carcinoma 149
medullary sponge kidney 84
medulloblastoma 150
megaloblastic anemia 151
melanin 93
MELAS 82
membranoproliferative glomerulo-
　nephritis 123
membranous nephropathy 123
MEN 149, 160
meningeal carcinomatosis 126
meningioma 150
meningocele 84
MERRF 82
mesangial proliferative glomerulo-
　nephritis 123
metaplasia 132
metastasis 132
metastatic calcification 93
microangiopathic hemolytic anemia
　152
minimal change disease 123
mitral valve prolapse 103
Mönckeberg 型硬化 94
monosomy 81
moon face 158
mosaicism 79
mucinous cystadenoma 148
mucosa-associated lymphoid tissue
　リンパ腫 140
multiple endocrine neoplasia 160
multiple myeloma 153
multiple sclerosis 126
muscular dystrophy 162
mutation 79
myasthenia gravis 162
Mycoplasma pneumoniae 120
myelodysplastic syndrome 153
myelofibrosis 153
myeloma kidney 123
myeloproliferative syndrome 153
myocardial infarction 100
myotonic dystrophy 162
myxedema 155

N

NASH 122
necrosis 88
nephritic syndrome 123

nephrotic syndrome 123
neurilemoma 150
neurofibromatosis 85
nodule 128
non-alcoholic steatohepatitis 122
nonbacterial thrombotic endocardi-
　tis 118
nondisjunction 81
Noonan 症候群 81
NSAID 120

O

O157：H7 121
osteoarthritis 126
osteomalacia 163
osteoporosis 163
osteosarcoma 150

P

p53 136
PAF 111
Paget 病 58, 148
PAM-MT 染色 123
Paneth 細胞 131, 132
Papanicolaou 染色 137
papillary carcinoma 149
papule 128
parakeratosis 128
paraneoplastic syndrome 129
Parkinson 病 71, 72, 93, 161
paroxysmal nocturnal hemoglobin-
　uria 152
patent ductus arteriosus 83
PCOS 148
pelvic inflammatory disease 125
pemphigus vulgaris 128
peptic ulcer 120
pericarditis 118
Peutz-Jeghers 症候群 80, 81, 141
phacomatosis 85
pheochromocytoma 159
Philadelphia 染色体 153
phlebothrombosis 104
phyllodes tumor 148
PID 125
piecemeal necrosis 122
plaque 128
pleomorphism 134
pneumoconiosis 120
polyarteritis nodosa 118
polycystic ovary syndrome 148
polycythemia vera 153
polymyositis 126
polyploidy 81
Pompe 病 162
primary aldosteronism 158

primary biliary cirrhosis　122
primary hyperparathyroidism
　　157
primary pulmonary hypertension
　　108
primary wound healing　114
prolactinoma　155
Propionibacterium acnes　128
Prussian blue 染色　93
PSA　138, 145
pseudomembranous colitis　121
psoriasis vulgaris　128
PTH　157
pulmonary emphysema　119
pulseless disease　118
pulsion diverticulum　161
pustule　128

□ R □

rapidly progressive glomerulone-
　　phritis　123
ras　136
Rathke 嚢　150
RB 遺伝子　135
RDS　90
Reed-Sternberg 細胞　153
regeneration　131
Reiter 症候群　117
reparation　131
respiratory distress syndrome　90
restrictive pulmonary disease　120
Reye 症候群　91
rheumatic fever　104
rheumatoid arthritis　117, 126
rickets　163
ring chromosome　81

□ S □

sarcoma　133
SC junction　46, 147
scabies　128
scale squama　128
Schönlein-Henoch 紫斑病　109, 123
schwannoma　150
scleroderma　117
scrub typhus　119
scurvy　109
secondary hyperparathyroidism
　　157
secondary wound healing　114

seminoma　145
serous cystadenocarcinoma　148
Sertoli-Leydig 細胞腫　148
Sheehan 症候群　155
sickle cell anemia　152
signet ring cell carcinoma　140
SIL　138
silicosis　120
Sjögren 症候群　117
skip lesion　120
SLE　116〜118, 123, 128
small cell carcinoma　144
spike and deposit　32, 123
spina bifida　84
spongiosis　128
squamous intraepithelial lesion
　　138
stable angina　100
Starling の法則　95
starry-sky appearance　153
subacute thyroiditis　155
subarachnoid hemorrhage　106
subdural hemorrhage　107
Sydenham 舞踏病　104
syphilis　119
systemic lupus erythematosus
　　117
systemic sclerosis　117

□ T □

T_3　155
T_4　155
T リンパ球　116, 129
Takayasu arteritis　118
Tay-Sachs 病　80, 82
temporal arteritis　118
tetanus　126
tetralogy of Fallot　83
thalassemia　151
thromboangiitis obliterans　104
thrombophlebitis　104
thrombotic thrombocytopenic pur-
　　pura　109, 151
thrombus　97
thymoma　144
tinea capitis　128
tinea corporis　128
tinea cruris　128
tinea pedis　128
TNF　111, 112

TNM 分類　137
tonsillar hernia　106
traction diverticulum　161
transitional cell carcinoma　145
translocation　81
triglyceride　92
trisomy　81
TSH　155
tsutsugamushi disease　119
TTP　109, 151
tuberculous meningitis　126
tuberous sclerosis　85
tumor　128
Turner 症候群　81
two cell pattern　144, 145

□ U □

ulcer　128
ulcerative colitis　120
unstable angina　100
urinary calculus　94
urolith　94

□ V □

variant angina　100
varicella　128
varicose veins　104
ventricular septal defect　83
vesicle　128
viral meningitis　126
volvulus　161
von Hippel-Lindau 病　80, 85
von Recklinghausen 病　80, 85
von Willebrand 病　109

□ W □

Waterhouse-Friderichsen 症候群
　　70, 159
Wegener 肉芽腫症　119
Wegener granulomatosis　119
Willis 動脈輪　20, 106
Wilson 病　89, 93
wire loop lesion　123

□ X・Z □

X 染色体劣性遺伝　79, 80, 82

Zollinger-Ellison 症候群　144

CBT 病理アトラス

2007 年 2 月 28 日　　　第 1 版第 1 刷発行

著　者　金井　信行
　　　　（かない　のぶゆき）
発行所　株式会社 医学評論社
　　　　〒169-0073 東京都新宿区百人町 1-22-23
　　　　新宿ノモスビル 4F
　　　　TEL 03(5330)2441　（代表）
　　　　FAX 03(5389)6452
　　　　URL http://www.igakuhyoronsha.co.jp/
印刷所　大日本法令印刷株式会社

ISBN 978-4-87211-102-6　C3047
© 2007　Printed in Japan

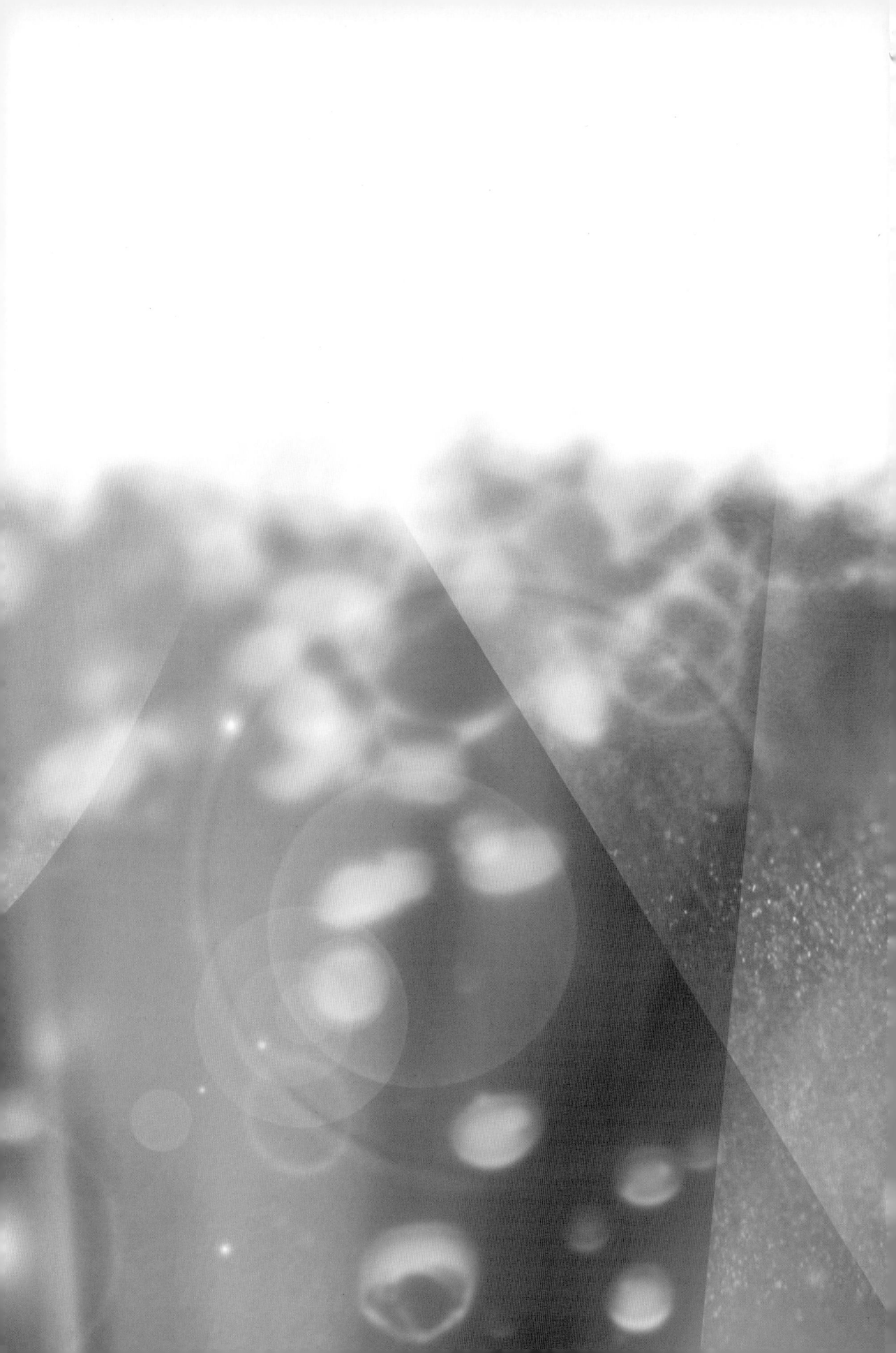